EXTRAIT

DU

DICTIONNAIRE ENCYCLOPÉDIQUE

DES

SCIENCES MÉDICALES

ARTICLE :

PAR

PARIS

G. MASSON

LIBRAIRE DE L'ACADÉMIE DE MÉDECINE

120, Boulevard Saint-Germain

ASSELIN ET Cⁱᵉ

LIBRAIRES DE LA FACULTÉ DE MÉDECINE

Place de l'École-de-Médecine

1° Hypnone, 20 gouttes . . . . 0,50 centigrammes.
Alcool . . . . 20 grammes.
Eau de laurier-cerise. . . . . 5 —
Sirop de fleurs d'oranger. . . . . 275 —

60 grammes de ce sirop contiennent 4 gouttes d'hypnone ;

2° Hypnone, 40 gouttes. . . . . 1 gramme.
Alcool. . . . . 40 —
Eau de laurier-cerise . . . . 5 —
Sirop de fleurs d'oranger. . . . . 255 —

60 grammes de ce sirop contiennent 8 gouttes d'hypnone ;

3° Hypnone, 80 gouttes . . . . 2 grammes.
Alcool . . . . 40 —
Eau de laurier-cerise. . . . . 5 —
Sirop de fleurs d'oranger. . . . . 255 —

60 grammes de ce sirop contiennent 16 gouttes d'hypnone.

Rappelons à ce sujet que 1 centimètre cube d'hypnone donne de 39 à 40 gouttes : chaque goutte pèserait donc 2 centigrammes et demi. La dose à administrer pour obtenir le sommeil est de 20 à 40 centigrammes d'hypnone.

Pour les indications thérapeutiques, l'hypnone n'a été employée que comme hypnotique et en particulier dans l'insomnie nerveuse. Pensato croit que ce médicament est applicable à la cure des affections pulmonaires, mais ses expériences sont trop peu nombreuses pour qu'on puisse se prononcer définitivement à cet égard. DUJARDIN-BEAUMETZ.

BIBLIOGRAPHIE. — DUJARDIN-BEAUMETZ et BARDET. *Sur un nouvel hypnotique, l'acétophénone ou hypnone.* In *Bull. de l'Acad. des sc.*, 9 novembre 1885. — FRIEDEL. *Sur la constitution des acétones.* In *Bull. de l'Acad. des sc.*, 14 décembre 1857, p. 1013. — BOURGOIN. *Encyclopédie chimique*, t. VII, p. 341. — LIMOUSIN. *Sur l'acétophénone ou hypnone.* In *Bull. et mém. de la Soc. de thérap.*, 30 décembre 1885, p. 213. — PINEAU. *Du sommeil et des médicaments hypnotiques proprement dits.* Thèse de Paris, 1885. — LAILLER. *Sur l'action de l'hypnone dans l'aliénation mentale.* In *Ann. médico-phsychologiques*, juillet 1886, p. 73. —DUJARDIN-BEAUMETZ. *Des nouveaux hypnotiques.* in *Les nouvelles médications*, 3° édit., 1887, p. 157. — GRASSET. *Sur l'hypnone.* In *Sem. méd.*, 9 déc. 1885, p. 411. — LABORDE. *Note sur l'action de l'acétophénone.* In *Tribune médicale*, 20 déc. 1885, n° 905, p. 605. — MAIRET et COMBEMALE. *Études sur l'acétophénone.* In *Comptes rendus de l'Acad. des sc.*, 28 décembre 1885, n° 26, p. 1506. — DUBOIS et BIDOT. *Bull. de la Soc. de biologie*, 26 décembre 1885. — BIDOT. *Des procédés mixtes en anesthésie et en particulier de l'action combinée du chloroforme et de l'hypnone.* Thèse de Paris, 1887. — PENSATO. *Médecine contemporaine.* Naples, juin et juillet 1887. D.-B.

HYPNOTISME (de ὕπνος, sommeil), terme créé en 1843 par Braid (de Manchester) pour désigner un ensemble de phénomènes pathologiques se rattachant par certains côtés au sommeil physiologique.

Notre intention n'est pas de faire ici un historique complet de la question : on le trouvera exposé à l'article MESMÉRISME dû au regretté M. Dechambre. Cet article ayant paru en 1873, nous aurions pu faire uniquement partir nos recherches de cette époque, mais certaines considérations nous engagent à remonter plus haut. La principale est que l'article MESMÉRISME se termine par des conclusions qui ne tendent rien moins qu'à la négation pure et simple de la réalité des phénomènes hypnotiques. Dans ces conditions, il nous a paru utile de revenir en arrière et d'étudier l'évolution de la question, principalement à partir du moment où celle-ci a commencé à rendre des allures scientifiques indéniables, corroborées d'ailleurs surtout — il faut bien le dire — par des recherches postérieures à l'apparition de l'article MESMÉRISME.

Ce n'est véritablement qu'à dater des travaux de Braid que la lumière se fait un peu dans l'atmosphère qui entoure encore l'ancien magnétisme animal des ténèbres les plus épaisses, et, si l'on veut bien juger de l'état des esprits à l'époque où le chirurgien anglais commençait ses expériences, il suffit de lire ce qu'il écrivait lui-même à ce sujet : « C'est en novembre 1841, nous apprend-il dans son livre, la *Neurypnologie*, qui devait amener une véritable révolution, que j'eus pour la première fois l'occasion d'assister à des expériences mesmériques. L'opérateur était un Français, M. Lafontaine. D'après tout ce que j'avais lu et entendu à ce sujet j'étais franchement sceptique, et je considérais les expériences pratiques et tous les phénomènes que l'on provoquait comme le résultat d'une connivence secrète ou d'une illusion ; j'étais déterminé, s'il était possible, à mettre à nu la supercherie par laquelle l'opérateur en imposait au public. » On connaît la suite : Braid expérimente, il est forcé de rendre justice à la bonne foi de Lafontaine, et, comme c'est un observateur de premier ordre, il poursuit très-habilement des recherches qu'il cherche bientôt à ériger en véritable corps de doctrines.

La *Neurypnologie*, parue en 1845, doit être lue par tous ceux qui s'intéressent aux études hypnotiques, car on y trouve en germe un grand nombre de vérités qui plus tard recevront consécration, en même temps qu'y sont mises en pleine lumière des expériences véritablement fondamentales en la matière. Il ressort particulièrement de sa lecture que l'auteur anglais, revenant à l'opinion émise autrefois par l'abbé Faria, était tout à fait partisan de la théorie subjective opposée à la théorie objective des magnétiseurs. La fatigue nerveuse provoquée par la contemplation soutenue d'un objet brillant placé devant et un peu au-dessus des yeux, de façon à provoquer un strabisme convergent, devenait la cause de tous les phénomènes.

Expérimentateur habile et observateur sagace, Braid donnait le premier une bonne description de la *catalepsie suggestive* découverte par Pététin et Puységur. Il renouvelait et faisait presque entièrement siennes la théorie et la pratique des suggestions, surtout de celles que l'on provoque par les diverses attitudes données aux muscles pendant l'état cataleptique. De plus, non-seulement il confirmait ce qui avait été dit de l'exaltation de la force musculaire pendant le somnambulisme, mais encore il montrait, et ceci est du plus haut intérêt, que les excitations cutanées produisent la contraction des muscles sous-jacents. Enfin, considérant l'hypnotisme comme constitué par une série d'états différents, nés sous l'influence d'une même cause, il constatait implicitement l'existence de la triade ; léthargie, catalepsie, somnambulisme, dont l'étude physiologique et clinique devait donner des résultats si intéressants à Charcot et à son École.

Il fut moins heureux dans ses tentatives, fort discrètes d'ailleurs, de différencier l'hypnotisme du magnétisme — qui ne font qu'une seule et même chose, toute théorie mise de côté — et dans l'application qu'il fit de cet hypnotisme aux doctrines phrénologiques. Toutefois les manipulations auxquelles il se livrait sur la tête de ses patients lui firent découvrir, sans qu'il en tirât cependant un parti rationnel, la propriété que possède la friction du vertex de faire passer un individu hypnotisé de la catalepsie au somnambulisme.

Bien qu'ils eussent été accueillis en Angleterre, avec une certaine faveur, le livre et les idées de Braid ne franchirent pas encore le détroit. L'article SLEEP de l'*Encyclopédie* de Todd et Carpenter, de même que l'article HYPNOTISME paru en 1855, dans la dixième édition du *Dictionnaire* de Nysten revu par Littré et Robin, et finalement un feuilleton scientifique de M. Victor Meunier, publié en 1852 dans la *Presse*, firent presque tous les frais de vulgarisation de l'œuvre du chirurgien anglais.

Ce ne fut véritablement qu'en 1860 que l'on vit apparaître de nouveau l'hypnotisme, mais cette fois restauré et s'appuyant sur des données physiologiques de nature à entraîner la conviction. Dans l'intervalle toutefois les magnétiseurs avaient bien continué leurs exercices, mais aucune nouvelle découverte n'était sortie de leurs prétendues expériences.

Ce fut un médecin fort distingué de Bordeaux, M. Azam, alors professeur suppléant à l'École de médecine de cette ville, qui eut le courage de tenter cette résurrection. Au mois de juin 1858, il avait été appelé à donner ses soins à une jeune fille qu'on disait atteinte d'aliénation mentale et qui présentait des phénomènes singuliers de catalepsie spontanée, d'anesthésie et de d'hyperesthésie. Il montra la malade à plusieurs médecins et l'un d'eux, le docteur Bazin, lui dit avoir lu dans l'article SLEEP de l'*Encyclopédie* de Todd qu'un chirurgien anglais, Braid, avait découvert le moyen de reproduire artificiellement des phénomènes analogues à ceux qu'il observait chez son hystérique. M. Azam se procura la *Neurypnologie* et institua une série d'expériences qui le conduisirent à la constatation des résultats annoncés par Braid. Il faut dire aussi qu'il avait été singulièrement bien servi par les circonstances et que son sujet d'expérience était vraiment remarquable, ainsi du reste qu'on pourra s'en rendre compte par la lecture de l'observation originale. Somnambulisme, exaltation des sens et insensibilité, catalepsie et suggestions par les attitudes données aux membres, *hyperexcitabilité musculaire*, tels sont les phénomènes qu'on y trouve rapportés.

Plus loin, dans le courant de son mémoire, il décrit très-explicitement l'hémiléthargie : « Chez la plupart des sujets, j'ai observé, dit-il, un fait curieux : en soufflant sur un œil pendant que les membres sont en catalepsie, les membres du même côté tombent dans la résolution. »

M. Azam n'avait pas publié à la légère les faits qu'il avait observés. Pendant deux ans il avait expérimenté et avait pris pour conseillers et contrôleurs deux de ses amis, Broca et Verneuil, agrégés à la Faculté de Paris, déjà en renom, mais auxquels l'avenir réservait encore une bien plus grande réputation. Ceux-ci avaient fait des expériences de leur côté, et Broca, à une époque surtout où l'emploi du chloroforme était loin d'être aussi répandu qu'aujourd'hui, envisageant tout le parti qu'on pouvait tirer de l'insensibilité hypnotique, s'était mis en quête de sujets hypnotisables porteurs en même temps d'affections chirurgicales. Le succès répondit à son attente, et, de même qu'autrefois Cloquet, il put, aidé de Follin, opérer sans douleur une femme atteinte d'un abcès très-douloureux de la marge de l'anus. Le lundi, 5 décembre 1859, Velpeau présentait à l'Académie des sciences une note de l'auteur sur l'*Anesthésie chirurgicale hypnotique*. Deux jours plus tard, Broca lui-même portait la question devant la Société de chirurgie.

Nous ne voulons pas nous étendre plus longtemps sur ce point particulier que nous développerons en traitant des bienfaits et des dangers de la médecine magnétique. Toutefois, nous devons dire que, malgré la notoriété scientifique qui s'attachait aux noms de Velpeau, de Broca, de Verneuil, de Follin et d'Azam, le magnétisme animal ne ressuscita pas de ses cendres. A la vérité, de toutes parts on fit des opérations à l'aide de l'insensibilité magnétique, et, dès le 19 décembre 1859, un de nos premiers et meilleurs maîtres, le docteur Guérineau, de Poitiers, amputait, à l'Hôtel-Dieu de cette ville, une cuisse sans douleur. Mais l'hypnotisme ne pouvait lutter contre le chloroforme. Au bout d'un certain temps il tomba de nouveau dans l'oubli, réalisant ainsi l'un de ces faits inconcevables que l'on rencontre trop souvent dans l'histoire des sciences, l'arrêt de la science elle-même au moment unique et précis où elle est désormais en possession de tous ses éléments de progrès et de développement. Il ne fallait plus qu'un effort pour s'élever jusqu'à la classification *physiologique* des divers phénomènes hypnotiques ; les documents existaient, ils étaient entre les mains d'hommes très-érudits, et cet effort ne fut pas fait. Braid mourait presque aussitôt, et ceux qui, en France, avaient été les initiateurs de sa doctrine, dirigèrent leurs recherches d'un autre côté.

Quinze ans plus tard, un interne des hôpitaux, M. Ch. Richet, étudiant avec beaucoup de soin le somnambulisme provoqué, s'écriait : « Il faut un certain courage pour prononcer tout haut le mot de somnambulisme. La stupide crédulité du vulgaire, l'effronterie de quelques charlatans, ont jeté sur la chose, comme sur le mot, une telle défaveur que, parmi les savants, il en est peu qui n'accueillent avec dédain une communication sur ce sujet. » Un an auparavant (1874) l'article HYPNOTISME de M. Mathias Duval, publié dans le *Dictionnaire de médecine et de chirurgie pratiques*, n'avait pu, malgré sa valeur, secouer cette indifférence [1].

Il était réservé à un homme illustre, préparé de longue date à ces études difficiles par une connaissance approfondie des malades du système nerveux, à M. le professeur Charcot, de faire de l'hypnotisme une véritable science. C'est en 1878 que commencèrent, à l'hospice de la Salpêtrière, ces conférences mémorables qui devaient donner un essor tout nouveau aux études hypnotiques.

M. Charcot se plaçait sur un tout autre terrain que les observateurs précédemment mentionnés. Au lieu de se lancer à la poursuite de l'extraordinaire comme certains l'avaient fait, particulièrement avant Braid, il crut mieux servir la science en s'efforçant de déterminer surtout les signes diagnostiques *physiques*, et facilement appréciables, des divers états hypnotiques, se renfermant d'abord dans la stricte interprétation des faits les plus simples, procédant lentement, mais sûrement, et ne quittant pas l'étude d'un phénomène sans avoir trouvé le lien qui l'unissait à ceux qu'il avait précédemment interprétés.

De plus, considérant que les hystériques présentaient au suprême degré l'accentuation de tous les signes de ce qu'il appelait le *grand hypnotisme*, il les prenait exclusivement pour bases de sa description, se réservant ainsi de conclure du simple au composé.

Cette méthode naturelle — la seule applicable à l'étude des sciences, surtout lorsque celles-ci sont au début de leur évolution — ne tarda pas à donner à Charcot et à Paul Richer des résultats de la plus haute importance que ce dernier consignait l'année suivante dans sa thèse inaugurale (1879) et dans les deux éditions des *Études cliniques sur la grande hystérie* (1881-1885).

---

[1] Il ne faudrait pas croire cependant que la littérature magnétique ne se fût pas enrichie de 1843 à 1878 ; outre le mémoire d'Azam il se publia des livres précieux, et il nous suffira de citer Philips, Demarquay et Giraud-Teulon, Charpignon, Liébeault, pour qu'on ne puisse nous accuser de commettre un oubli volontaire.

A la même époque paraissait l'*Iconographie photographique de la Salpêtrière*, publiée par Bourneville et Regnard, dont le troisième volume était presque entièrement consacré à l'étude de l'hypnotisme.

L'élan était donné; il devait être fertile en résultats. De toutes parts les travaux affluèrent.

En Allemagne, un physiologiste justement apprécié, Heidenhain, confirmait expérimentalement les travaux de Charcot. Son mémoire trouvait de l'écho de l'autre côté du Rhin et Grützner, Berger (1880), Baumler, Reyer (1881), publiaient les résultats d'expériences que l'on trouvera fidèlement résumées dans les analyses de Börner et de P.-J. Möbius.

En Italie, Tamburini et Seppeli, et plus récemment Vizioli, confirmaient, au moins dans ses traits principaux, la description de l'hypnotisme hystérique donnée à la Salpêtrière.

Le 13 février 1882, M. Charcot, dans une note communiquée à l'Académie des sciences, s'appuyant sur les phénomènes neuro-musculaires qu'il décrivait avec Paul Richer dans les *Archives de neurologie* (nos 5, 6, 7, 1881), donnait une classification « des divers états nerveux déterminés par l'hypnotisme chez les hystériques » qui servit pour ainsi dire de base à tous les travaux ultérieurs.

Nous n'en terminerions pas, si nous voulions donner une interprétation, même sommaire, de toutes les publications, dont quelques-unes sont de première importance, qui, depuis cette époque jusqu'en 1887, eurent pour objet l'hypnotisme et ses effets.

Il se produisit du reste parmi les auteurs des courants divers, ce dont nous devons nous féliciter. Les uns, tels que Ch. Richet, Chambard, Féré et Binet, Paul Janet (de l'Institut), Hack Tuke, Luys, s'attachèrent plus particulièrement à l'étude des phénomènes psycho-physiologiques.

Les autres, tels que Liébeault, Bernheim, Beaunis, Brémaud, Bottey, alors que Charcot et Paul Richer expérimentaient sur les hystériques, étudièrent l'hypnotisme et les suggestions chez les sujets qu'ils disaient indemnes de cette névrose.

Enfin Brouardel[1], Motet, Vibert, Ladame, Mabille, Féré et Binet, Vizioli, Campili, Gilles de la Tourette, envisagèrent le côté médico-légal de la question.

Nous en passons, et des meilleurs.

Toutefois, bien que l'occasion de revenir à plusieurs reprises sur tous ces travaux doive se présenter dans le courant de cet article, il nous est impossible de passer sous silence les expériences entreprises par M. Dumont-Pallier et ses élèves à l'hôpital de la Pitié et surtout celles de M. le professeur Pitres à l'hôpital Saint-André de Bordeaux. Nous ne pouvons que le répéter, beaucoup de noms qui ont été oubliés dans cette rapide nomenclature seront bientôt mentionnés, et les travaux qui s'y rapportent analysés, s'il y a lieu.

ÉTIOLOGIE. L'étiologie de l'hypnotisme a soulevé des discussions nombreuses, et il semble même à ce propos que les auteurs qui ont écrit sur la matière se soient divisés en deux camps : dans le premier se trouvent ceux qui pensent que les sujets *sains* sont parfaitement influençables ; dans le second, ceux qui, au contraire, considèrent l'hypnotisme comme un véritable état pathologique ne

---

[1] Nous insistons tout particulièrement sur le rapport que fit l'éminent professeur de médecine légale (*affaire Lévy*), en 1878, alors que les résultats obtenus par M. Charcot commençaient seulement à se vulgariser. C'est certainement la pièce médico-légale de beaucoup la plus importante que nous possédions sur ce sujet.

pouvant se développer que chez des individus prédisposés, les *hystériques* en particulier.

Pour établir notre conviction dans ce litige nous classerons également les auteurs en deux catégories :

Dans la première se rangent tous ceux qui, avant M. Charcot, ont étudié le magnétisme ou l'hypnotisme — peu importe le nom — et qui, le plus souvent, même lorsqu'ils étaient médecins, n'ont porté leurs investigations que très-superficiellement (quand toutefois même ils l'ont fait) vers les antécédents pathologiques de leurs sujets.

Dans la seconde prennent place ceux qui, après les publications de M. Charcot, ont étudié spécialement l'hypnotisme chez les sujets sains.

Il est bien entendu que nous ne citons que pour mémoire les travaux de l'École de la Salpêtrière, qui tous ont trait à des hystériques, constatation qui ne méritait pas moins d'être faite. Il en est de même des études d'Azam, de Dumont-Pallier et de ses élèves ; de même des publications de Pitres (de Bordeaux). On peut en tirer déjà cette conclusion que le *grand hypnotisme*, comme l'appelle M. Charcot, celui qui, à notre avis tout au moins, mérite seul la qualification de scientifique, a toujours été étudié chez des individus hystériques. C'est du reste le seul qui présente des caractères somatiques constants permettant toujours de le reconnaître et d'échapper à toute tentative de simulation ; nous le décrirons séparément.

Il est difficile de préciser les conditions générales de santé dans lesquelles se trouvaient les sujets qui servirent à la description des auteurs dont les travaux sont antérieurs à 1878. Le plus souvent les antécédents morbides né sont pas indiqués, l'écrivain se contentant de relater tout simplement l'expérience dont il a été le promoteur et le témoin.

Cependant il est un point de repère fort précieux qui nous est fourni par l'affection pour laquelle l'individu était traité. Souvent ce sont des crises convulsives rapportées par l'auteur à l'*épilepsie*, que l'on peut traduire dans la majorité des cas par *hystérie*, car nous savons aujourd'hui que les épileptiques ne sont que très-difficilement hypnotisables. Ou bien encore il s'agit de paralysies guérissant subitement par la magnétisation qui sont, à n'en pas douter, d'origine hystérique.

La facilité avec laquelle les personnes qui venaient chez Mesmer chercher un soulagement à leurs maux étaient agitées par des crises convulsives nous est un sûr garant qu'il devait se trouver un grand nombre d'hystériques autour du célèbre baquet. Cet auteur ne mentionne-t-il pas spécialement du reste, dans sa vingt-troisième proposition, la guérison des *maladies de nerfs ?* Il est également certain que Viélet et Joly, deux des meilleurs somnambules de Puységur, avaient aussi des crises nerveuses. Quant à Faria, son opinion était que l'on ne fait pas d'*époptes* (somnambules) : « On ne produit pas chez eux un sommeil lucide qui n'existait pas ; on ne fait que le développer, puisqu'il existe déjà en raison des prédispositions requises. » Or, l'un de nous a démontré quelles affinités étroites existaient entre le somnambulisme naturel et l'hystérie.

A cette époque d'ailleurs l'opinion que nous soutenons, à savoir que les hypnotiques sont, à peu d'exceptions près, des hystériques, était fort en faveur.

En 1810, le général Noizel adressait à l'Académie royale de Berlin un *Mémoire sur le somnambulisme et le magnétisme animal* dans lequel il disait (p. 186) : « Parmi les malades, il en est aussi qui se prêtent plus que les autres à la production du somnambulisme.... Les maladies de nerfs, l'*hystérie* surtout, sont celles qui fournissent le plus de somnambules artificiels, d'*après l'avis des médecins*. » Et plus loin il insiste sur les rapports qui existent entre les somnambules et les « hystériques convulsionnaires. » D'ailleurs, le somnambule prussien dont il se servait le plus souvent pour ses expériences était indubitablement hystérique, car (p. 154) la description qu'il nous donne d'une attaque ne peut être rapportée qu'à cette névrose.

Du Potet fait un tableau très-net des *convulsions* que produisent parfois les passes magnétiques et qui peuvent durer six heures sans interruption. « Et ne croyez pas, ajoute-t-il, que les femmes nerveuses éprouvent seules ces effets ; des hommes bien constitués qui ne connaissent que de nom ces sortes de maladies ont été ainsi désorganisés en quelques minutes, et ont éprouvé tous les effets dont je viens de vous rendre compte. » Il est vrai que la névrose serait ici un effet et non une cause. Mais ne pourrait-on pas facilement retourner la proposition?

Braid est peu explicite, mais, parmi les 69 cas dont il rapporte l'histoire abrégée, il est facile de reconnaître plusieurs faits de contracture et de paralysie hystériques : « Nous acquérons, dit-il (p. 22), sur la façon dont l'hypnotisme impressionne le système nerveux, le pouvoir de guérir rapidement de nombreux désordres fonctionnels, intraitables ou tout à fait incurables par les remèdes ordinaires, ainsi qu'un grand nombre de ces affections douloureuses qui, n'étant pas accompagnées de modifications pathologiques, sont appelées, de l'aveu de tous, des « affections nerveuses », et dépendraient d'un état spécial au système nerveux. » Puis, parlant de sa femme (p. 23), il nous montre l'hypnotisation sur le point de faire naître une attaque convulsive. « En deux minutes, ses traits avaient changé d'expression ; au bout de deux minutes et demie les paupières se fermaient convulsivement, la bouche se déformait ; la patiente poussa un profond soupir, sa poitrine se souleva, elle tomba en arrière ; elle allait évidemment passer à un *paroxysme d'hystérie*. » Rappelons que la première femme sur laquelle expérimenta Azam était une hystérique.

Est-ce à dire pour cela que les hystériques, hommes ou femmes, soient seuls hypnotisables? Telle n'est pas notre opinion. Toutefois, après une longue série de recherches, il nous paraît évident que ce sont eux qui fournissent le plus fort contingent. Les autres hypnotisables prennent place parmi les individus dits à *tempérament nerveux*. Chez la plupart de ces derniers l'hystérie ne demande qu'à éclore, et il semble véritablement à certains auteurs que, pour être atteint de cette névrose, il soit indispensable de présenter des crises nerveuses.

Bien souvent — les faits sont là pour corroborer notre opinion — l'hypnotisme a été le véritable révélateur de l'hystérie et la première hypnotisation a développé la première crise. Si, par suite de manœuvres plus modérées, cette crise n'avait pas éclaté, le sujet eût été certainement classé parmi les individus sains. Nous avons lu les ouvrages et surtout nous avons tenu à assister aux expériences des auteurs qui ont soutenu l'opinion contraire à celle que nous avons adoptée, et notre conviction est devenue de plus en plus ferme. Ainsi que nous le disions, le plus souvent leur critérium est la crise convulsive antérieure, et les stigmates permanents : amblyopie, diplopie monoculaire, anesthésies locales, ne sont presque jamais recherchés, quelque importants qu'ils puissent être, pour élucider la question.

En résumé, et sans nous étendre davantage sur ce point particulier que l'un de nous a plus amplement traité ailleurs (*L'hypnotisme au point de vue médico-légal*, ch. II), nous dirons qu'un individu hypnotisable est souvent un hystérique soit actuel, soit en puissance, et toujours un *névropathe*, c'est-à-dire un sujet à antécédents nerveux héréditaires susceptibles d'être développés fréquemment dans le sens de l'hystérie par les manœuvres de l'hypnotisation. Si nous ajoutons que les seules personnes chez lesquelles l'hypnotisme se *développe spontanément sont des hystériques*, on nous pardonnera de ne pas entrer dans de plus longs détails sur ce point particulier de la question.

PROCÉDÉS D'HYPNOTISATION. L'étude des nombreux procédés mis en usage tant autrefois qu'aujourd'hui pour produire l'hypnose mériterait à elle seule de longs développements. Néanmoins, nous serons brefs, car leur nombre et leur variété leur enlèvent tout caractère de spécificité. On peut dire, en thèse générale, que tous les moyens sont bons, pourvu qu'ils s'adressent à un organisme prédisposé.

Tous les auteurs qui, depuis Mesmer, ont écrit sur l'hypnotisme, ont été unanimes à déclarer qu'il fallait placer l'individu à hypnotiser dans des conditions toutes particulières, si l'on était désireux de mettre de son côté le plus grand nombre de chances de réussite. La première condition est relative au lieu où se pratiquera la première hypnotisation. Autant que possible, le sujet d'expérience sera placé dans un endroit où ne viendront pas le troubler les bruits du dehors, car c'est dans le silence le plus absolu qu'il convient d'opérer. On l'engagera en outre à se débarrasser de toute préoccupation d'esprit, à s'abandonner complétement, à ne penser qu'à dormir. Dans tous les cas et pour toutes les méthodes, il est une condition toujours favorable à la production du sommeil hypnotique : nous voulons parler de l'hypnotisation de sujets exercés devant ceux qui n'ont pas encore été hypnotisés. Cette recommandation est de la dernière importance et sa valeur expérimentale a été démontrée un très-grand nombre de fois. C'est ainsi qu'il arrive souvent pendant les représentations que donnent les magnétiseurs de profession qu'un certain nombre d'assistants s'endorment spontanément dans la salle. Ces considérations regardent donc tout particulièrement les individus qui n'ont encore jamais été soumis aux manœuvres hypnotiques; elle deviennent inutiles vis-à-vis de ceux qui ont subi avec succès des hypnotisations antérieures.

Quant aux procédés à mettre en usage, ils sont certainement très-variés, mais nous verrons, qu'en somme, leur variété apparente ne diffère pas plus que ne semblent différer entre elles les doctrines qui leur ont donné naissance. Il nous eût été facile de les exposer beaucoup plus scientifiquement que nous n'allons le faire : nous préférons cependant sacrifier un peu à l'exposé dogmatique, afin de montrer les transformations qu'ils ont subis depuis Mesmer jusqu'à nos jours.

« Les commissaires, — dit le rapport de 1784 (p. 3), — ont vu, au milieu d'une grande salle, une caisse circulaire faite de bois de chêne et élevée d'un pied ou d'un pied et demi, que l'on nomme le *baquet*; ce qui fait le dessus de cette caisse est percé d'un nombre de trous d'où sortent des branches de fer coudées et mobiles. Les malades sont placés, en plusieurs rangs, autour de ce baquet, et chacun a sa branche de fer, laquelle, au moyen du coude, peut être appliquée directement sur la partie malade; une corde placée autour de leur corps les unit les uns aux autres; quelquefois on forme une seconde chaîne en se communiquant par les mains, c'est-à-dire en appliquant le pouce entre le pouce et le doigt index de son voisin; alors on presse le pouce que l'on tient ainsi; l'impression reçue à la gauche se rend par la droite et elle circule à la ronde.

« ... Les malades sont encore magnétisés directement au moyen du doigt et de la baguette de fer promenée devant le visage, dessus ou derrière la tête et sur les parties malades, toujours en observant la distinction des pôles; *on agit sur eux par le regard et en les fixant.* Mais surtout ils sont magnétisés par l'application des mains et par la pression des doigts sur les hypochondres et sur les régions du bas-ventre, application souvent continuée pendant longtemps, quelquefois pendant plusieurs heures.

« Un *piano-forte* est placé dans un coin de la salle, et on y joue différents airs sur des mouvements variés; on y joint quelquefois le son de la voix et le chant. »

Nous n'insistons pas sur les effets qu'obtenait Mesmer en procédant ainsi : le résultat le plus fréquent était toutefois, nous devons le dire, la production de véritables crises nerveuses en prévision desquelles une salle matelassée dite *salle des crises* était tout particulièrement disposée.

Nous devons plus spécialement appeler l'attention sur la *fixation par le regard* et sur les manœuvres et attouchements qui constituaient les passes dites *mesmérisantes,* au moyen desquelles on projetait le fluide, et les passes *démesmérisantes,* qui servaient à réveiller l'individu magnétisé en lui soustrayant ainsi le fluide qu'on pensait avoir accumulé dans sa personne.

Les magnétiseurs qui, après la découverte du somnambulisme, succédèrent à Mesmer, conservèrent, à part l'usage du baquet qui fut bien vite oublié, les autres manœuvres indiquées par les commissaires du roi. Nous exceptons toutefois l'abbé Faria, qui, ainsi que nous le verrons, employait un procédé tout spécial.

Jusqu'à la vulgarisation du procédé de Braid, dont le mémoire d'Azam (1860) marqua en France l'apparition, les passes magnétiques furent donc constamment employées. C'est à l'aide de ces passes qu'expérimentèrent Puységur, Deleuze, Noizet, du Potet et tant d'autres magnétiseurs célèbres et convaincus de la puissance du fluide magnétique.

Les individus qui opèrent dans les foires ou sur les tréteaux n'emploient pas encore aujourd'hui d'autre procédé. Nul doute d'ailleurs que ces passes puissent produire le sommeil par une vertu, du reste, toute différente de celle que leur attribuent ceux qui les mettent en œuvre et qui raisonnent dans l'hypothèse d'un fluide magnétique.

Toutefois leur efficacité est bien moins grande en ce qui regarde le réveil. Il ne suffit pas, en effet, d'endormir un individu : il faut encore, s'il ne se réveille pas spontanément, pouvoir le tirer du sommeil dans lequel on l'a plongé. Sous ce rapport les *fluidistes* étaient souvent fort embarrassés : témoin ces aveux de du Potet, qui sont bons à enregistrer : « Je me rappelle, dit-il, avoir été souvent fort embarrassé, car il est convenu entre les magnétiseurs que l'on peut, quand on le veut, réveiller un somnambule en lui faisant des passes en travers sur les yeux et sur la face. Et bien, messieurs, il m'est arrivé bien souvent d'être forcé de laisser dormir le somnambule, faute de pouvoir le réveiller, malgré l'emploi de tous les moyens indiqués en pareil cas; j'avais beau lui frotter les paupières; quelquefois même ce manège produisait des ecchymoses sur ces parties très-sensibles, et, malgré la cuisson qui devait en résulter, le sommeil persistait bien au delà de la durée que je lui avais assignée et, chose remarquable, son intensité était plus grande que lorsque le sommeil magnétique habituel n'avait pas été dérangé. »

Après cela il est permis de se demander comment on réveillait les sujets qui étaient en léthargie ou en catalepsie vraie. Il est vrai que le premier de ces états se montre plus rarement que les deux autres, surtout lorsqu'on fait usage du procédé des passes : cependant les magnétiseurs durent le produire assez souvent.

Jusqu'à Braid, on peut donc dire que les procédés d'hypnotisation et de réveil furent purement empiriques, tout au moins de la part des fluidistes, et d'une façon générale de tous ceux qui n'employaient pas inconsciemment une méthode analogue à la sienne. On sait que le chirurgien anglais était convaincu que « tous les phénomènes dépendaient de l'état physique et psychique du patient, et nullement de la volition de l'opérateur ou des passes que celui-ci pouvait faire en projetant un fluide magnétique, ou en mettant en activité quelque agent mystique universel. »

Braid chercha et inventa, ou tout au moins crut inventer, une méthode encore très-employée aujourd'hui, et qui répondait aux idées théoriques qu'il se faisait sur l'hypnotisme.

« Prenez, dit-il, un objet brillant quelconque (j'emploie habituellement mon porte-lancette) entre le pouce, l'index et le médius de la main gauche; tenez-le à distance de 25 à 45 centimètres des yeux dans une position telle, au-dessus du front, que le plus grand effort soit nécessaire du côté des yeux et des paupières, pour que le sujet regarde fixement l'objet. Il faut faire entendre au patient qu'il doit tenir constamment les yeux fixés sur l'objet et l'esprit uniquement attaché à ce seul objet. On observe que, à cause de l'action synergique des yeux, les pupilles se contracteront d'abord; peu après, elles commenceront à se dilater et, après s'être considérablement dilatées et avoir pris un mouvement de fluctuation, si les doigts indicateurs et médians de la main droite étendus et un peu séparés sont portés de l'objet vers les yeux, il est très-probable que les paupières se fermeront involontairement avec un mouvement vibratoire. S'il n'en est pas ainsi, ou si le patient fait *mouvoir les globes oculaires*, demandez-lui de recommencer, lui faisant entendre qu'il doit laisser les paupières tomber quand, de nouveau, vous porterez les doigts vers les yeux, mais que les *globes oculaires doivent être maintenus dans la même position et l'esprit attaché à la seule idée de l'objet au-dessus des yeux*. Il arrivera, en général, que les yeux se fermeront avec un mouvement vibratoire, c'est-à-dire d'une façon spasmodique. »

Du reste, Braid ne se fait pas illusion sur la valeur exclusive de son procédé et sur les propriétés inhérentes à l'objet brillant et à sa fixation, car il ajoute : « L'expérience réussissant chez les *aveugles*, je crois que ce n'est pas tant par le nerf optique que se fait l'impression que par les nerfs sensitifs, moteurs et sympathiques, et (nous soulignons) *par l'esprit*. Je suis convaincu que les phénomènes sont uniquement provoqués par une impression faite sur les centres nerveux par la condition physique et psychique du patient, à l'exclusion de toute autre force provenant directement ou indirectement d'autrui. »

La méthode de Braid ne différait pas beaucoup de celle employée par Faria au commencement du siècle. Celui-ci en effet s'assure d'abord, en s'aidant de certains signes, que les sujets sont sensibles, et il ajoute : « Je prononce énergiquement le mot *dormez*, ou je leur montre à quelque distance ma main ouverte, en leur recommandant de la *regarder* fixement, sans en détourner les yeux et sans entraver la liberté de leur clignotement.

« Dans le premier cas, je leur dis de fermer les yeux, et je remarque toujours que, lorsque je leur intime avec force l'ordre de dormir, ils éprouvent un frémissement dans tous leurs membres et s'endorment....

« Dans le second cas, si je m'aperçois qu'ils ne clignotent pas des yeux, je rapproche graduellement ma main ouverte à quelques doigts de distance.... Mais, avant de développer de nouveaux *époptes* (somnambules), je prends toujours la précaution d'endormir dans mes séances des époptes déjà habitués au sommeil. »

Nous rappelons encore que Mesmer et Deslon agissaient sur leurs sujets, ainsi que le rapporte Bailly, *par le regard et en les fixant*. On voit donc que, malgré les théories qui les ont fait naître, ces procédés se rapprochent tous les uns des autres, quand ils ne sont pas identiques.

En résumé, la *fixation* du regard et de l'attention du sujet, jointe à l'idée qu'on lui *suggère* qu'il peut et va dormir, forme la base de toutes les méthodes de l'hypnotisation que nous appellerons *volontaire*. Car, chez certains individus, on peut, en pressant certains points dits *hypnogènes*, assez analogues aux points hystérogènes, déterminer l'hypnose à l'encontre pour ainsi dire de la volonté et de l'attention du sujet.

Quant aux procédés mis en usage pour amener le réveil, ils varient non-seulement en ce qui regarde les opérateurs et les sujets, mais aussi par rapport à la phase du sommeil où ces derniers sont plongés. On peut dire d'une façon générale que l'insufflation sur les yeux produit le réveil dans toutes les périodes. Quant à la suggestion, elle n'est applicable que dans le somnambulisme (et la catalepsie suggestive), seuls états où l'hypnotisé continue à être *en rapport* avec l'hypnotiseur, qui peut lui ordonner de se réveiller comme il lui a ordonné de s'endormir. Terminons en disant que ces divers procédés d'hypnotisation et de réveil sont également applicables pour produire le grand et le petit hypnotisme, que nous allons étudier séparément.

GRAND HYPNOTISME. Nous désignons ainsi l'hypnotisme qui s'observe chez les sujets atteints de grande hystérie. C'est celui qui a été tout particulièrement étudié par l'école de la Salpêtrière et, le premier, a forcé l'entrée du monde scientifique. C'est cette forme spéciale du sommeil nerveux, nous pouvons bien le dire aujourd'hui, qui, sous l'égide de M. le professeur Charcot, a conquis à l'hypnotisme ses lettres de grande naturalisation.

Cette fortune est due à la méthode scientifique rigoureuse qui a présidé aux recherches de la Salpêtrière et sur laquelle nous ne reviendrons pas ici, en même temps qu'aux caractères nettement tranchés des manifestations hypnotiques chez les sujets atteints d'hystérie.

Mais le rôle du grand hypnotisme n'est point fini. Nous pensons qu'il est actuellement encore la partie de l'hypnotisme la mieux assise, la mieux étudiée, et peut-être la seule vraiment scientifique. Nous pensons qu'il est comme une règle qui doit servir de guide dans l'étude des autres formes de l'hypnotisme, et que sa connaissance approfondie peut diriger sûrement ceux qui marchent vers les terrains inexplorés. Nous serions bien prêts, en outre, d'affirmer que l'hypnotisme hystérique comprend tout l'hypnotisme, en ce sens que l'hystérique hypnotisable est susceptique de présenter tous les phénomènes hypnotiques observés chez d'autres sujets, et cela mieux développés, comme grossis.

D'ailleurs, nous le répétons, l'histoire de l'hypnotisme hystérique est loin d'être terminée, ainsi que le prouvent les récentes découvertes de M. Babinski. Elles montrent qu'il y a là encore un vaste champ à explorer et elles nous conduiront peut-être insensiblement aussi aux domaines réputés jusque-là inaccessibles. C'est plus qu'il n'en faut pour justifier la part prépondérante que nous faisons dans notre description au grand hypnotisme.

L'hypnotisme hystérique représente un groupe contenant plusieurs états nerveux différents les uns des autres, chacun de ces états s'accusant par une symptomatologie qui lui appartient en propre. Ces divers états nerveux doivent être ramenés, d'après nos observations, à trois types qui sont, dans la nomenclature que M. Charcot a proposé d'établir : 1º l'état cataleptique; 2º l'état léthargique; 3º l'état somnambulique.

Chacun de ces états jouit d'une autonomie réelle en ce qu'ils peuvent tous, dans de certaines conditions, se présenter séparément, comme ils peuvent aussi, tous les trois, dans le cours d'une même observation, chez le même sujet, être produits successivement dans tel ou tel ordre, au gré de l'observateur. On pourrait les considérer comme représentant les phases ou périodes d'une seule et même affection.

Nous ne reviendrons pas ici sur les différents moyens de produire l'hypnose, et nous décrirons successivement les différentes manifestations hypnotiques en commençant par les plus simples et en faisant remarquer la part qui, dans chacune d'elles, devient prépondérante ou appartient en propre aux différents états hypnotiques déjà signalés : état cataleptique, état léthargique, état somnambulique.

Mais, avant d'entrer dans le détail des faits, il nous paraît utile de donner dans un tableau d'ensemble un court résumé des trois états sus-nommés.

État cataleptique. Mode de production. a. Primitivement : sous l'influence d'un bruit intense et inattendu, d'une vive lumière impressionnant subitement la rétine, ou encore par la fixation plus ou moins prolongée des yeux sur un objet quelconque.

b. Consécutivement à l'état léthargique, lorsque les yeux clos jusque-là sont, dans un lieu éclairé, découverts par l'élévation des paupières.

Principaux caractères. Les yeux sont ouverts, le regard fixe. Pas de clignement des paupières; immobilité de tout le corps. Pas d'affaissement dans l'attitude générale. L'attitude peut être modifiée avec la plus grande facilité. Souplesse de toutes les articulations, légèreté des membres. Le sujet conserve pendant un temps fort long les positions les plus variées et les plus difficiles à maintenir qu'on lui communique. La friction ou le massage des masses musculaires n'amènent aucune modification de l'attitude. Lorsque ces manœuvres sont un peu prolongées, elles produisent un état paralytique de tout le membre. Les réflexes tendineux sont abolis ou peu accusés. Analgésie complète de la peau et des muqueuses accessibles, mais certains sens conservent, du moins en partie, leur activité, d'où la possibilité d'impressionner de diverses façons le sujet cataleptique et, par voie de suggestion, de susciter chez lui des impulsions automatiques ou de provoquer des hallucinations.

L'immobilité cataleptique disparaît alors pour faire place à une série de gestes parfaitement coordonnés en rapport avec la nature des hallucinations ou des impulsions provoquées. Abandonné à lui-même, le sujet retombe bientôt dans l'état où il était avant d'être impressionné.

L'état cataleptique cesse instantanément pour faire place au réveil sous l'influence du souffle dirigé sur le visage ou de la pression ovarienne. Il est remplacé par l'état léthargique, si l'on empêche la lumière d'impressionner la rétine du sujet en lui fermant les yeux, ou par l'état somnambulique, si l'on vient à exercer une friction sur le vertex.

État léthargique. Mode de production. a. Primitivement : sous l'influence de la fixation prolongée du regard sur un objet placé à une certaine distance, ou encore sous l'influence de la pression légère et continue des globes oculaires au travers des paupières abaissées.

b. Consécutivement à l'état cataleptique par la simple occlusion des paupières, ou à l'état somnambulique par la pression sur les yeux fermés.

Principaux caractères. Le début en est souvent marqué par une inspiration profonde, un bruit laryngé tout particulier, en même temps qu'un peu d'écume se montre aux lèvres. Les yeux sont clos ou demi-clos, les globes oculaires convulsés et les paupières animées souvent d'un frémissement incessant.

Attitude affaissée. Résolution complète des membres qui retombent lourdement lorsqu'on les soulève. Exaltation très-marquée des réflexes tendineux. Aptitude spéciale du système neuro-musculaire à réagir sous l'influence des excitations mécaniques.

Contracture des muscles des membres et du tronc par la percussion, la friction ou la simple pression exercées soit sur le tendon, soit sur le rameau nerveux qui s'y distribue. La contracture ainsi obtenue disparaît par la friction des antagonistes.

A la face, la contracture est remplacée par une simple contraction qui cesse avec l'excitation. Analgésie complète de la peau et des muqueuses accessibles. Les sens sont le plus souvent abolis en totalité, et le sujet ne peut être impressionné d'aucune façon. Pendant l'état léthargique, le souffle sur le visage ou la pression ovarienne produisent le réveil ; la pression sur le vertex fait naître l'état somnambulique et l'élévation des paupières ramène l'état cataleptique.

État somnambulique. Mode de production. a. Primitivement : sous l'influence d'une excitation sensorielle faible, répétée et monotone.

b. Consécutivement à l'état léthargique ou à l'état cataleptique par la pression ou la friction sur le vertex.

Principaux caractères. Les yeux sont fermés, les paupières animées ou non d'un faible frémissement. Résolution musculaire moins complète que dans l'état précédent. L'attitude générale n'est pas affaissée. Analgésie complète de la peau et des muqueuses accessibles, mais hyperacuité de certains modes encore peu connus de la sensibilité cutanée. Persistance partielle des sens, et quelquefois hyperacuité de quelques-uns d'entre eux.

L'hyperexcitabilité neuro-musculaire telle qu'elle a été définie plus haut n'existe plus, mais la contracture musculaire peut être obtenue par l'excitation la plus légère de la surface cutanée : un léger souffle suffit. Cette contracture disparaît aussi facilement qu'elle a été provoquée par l'emploi d'excitations cutanées aussi faibles.

Il est en général facile, par voie d'injonctions ou de suggestions, de provoquer chez le sujet des impulsions automatiques ou des hallucinations variées.

Contrairement à ce qui se passe dans l'état de léthargie, le soulèvement des paupières en un lieu éclairé ne détermine pas la production de l'état cataleptique.

La pression sur les globes oculaires ramène aussitôt l'état léthargique.

Le souffle sur le visage ou la pression ovarienne produisent le réveil immédiat.

Les trois états peuvent également se succéder dans tel ou tel ordre suivant le procédé employé, représentant en quelque sorte les phases ou périodes d'un même processus.

A. *Manifestations neuro-musculaires de l'hypnotisme. Modifications de la motilité.* Nous avons pu reconnaître qu'aux trois phases de l'hypnotisme correspondent trois états différents du système neuro-musculaire qui se révèlent par des signes en quelque sorte grossiers et dont la constatation devient la preuve irréfutable de la sincérité du sujet et de la réalité des autres phénomènes d'un ordre plus élevé que l'on peut observer concurremment.

a. *Phénomènes neuro-musculaires pendant l'état léthargique.* L'examen du système neuro-musculaire fait reconnaître ce qui suit : les réflexes tendineux amoindris ou nuls dans l'état cataleptique, ainsi que nous le verrons plus loin, se montrent, au contraire, ici, remarquablement exaltés. De plus, on constate dans tous les cas, à la vérité à des degrés divers, la présence du phénomène remarquable désigné sous le nom d'hyperexcitabilité neuro-musculaire. Ce phénomène consiste sommairement dans l'aptitude qu'acquièrent les muscles de la vie animale à entrer en contraction sous l'influence d'une simple excitation mécanique. Cette action mécanique doit dépasser les limites de la peau et atteindre, pour avoir son effet, les parties molles sous-cutanées, muscles, tendons ou nerfs. Elle consiste dans le choc, la pression, la malaxation ou le massage. L'excitation mécanique exclusivement limitée à la peau, telle que le frôlement, le pincement ou la piqûre, reste sans action pendant l'état léthargique. Nous verrons plus loin qu'il n'en est pas de même pendant l'état somnambulique. Nous allons entrer dans quelques détails au sujet de ce phénomène important de l'hyperexcitabilité neuro-musculaire, spécial à la phase léthargique, et nous signalerons les résultats que donne, au point de vue de cette hyperexcitabilité, l'excitation mécanique, suivant qu'elle est localisée au tendon, au rameau nerveux ou au corps du muscle lui-même.

α. *Excitation du tendon.* L'exagération des réflexes tendineux est un fait commun chez les malades atteints de grande hystérie. Elle accompagne le plus ordinairement l'anesthésie et l'amyosthénie, qui font partie du tableau de la maladie dans l'intervalle des crises, et, comme ces dernières, se localise à un côté du corps, ou bien se généralise, conservant le plus souvent alors, dans une des moitiés du corps, une intensité plus grande. Si l'on se rappelle la signification aujourd'hui bien établie de ce phénomène et les connexions intimes qui font de l'exaltation des réflexes tendineux et de la contraction musculaire des faits de même ordre, on ne sera pas surpris de rencontrer dans la léthargie hypnotique une exagération marquée de ces réflexes.

Cette exagération se traduit non-seulement par une exaltation sur place, mais par l'irradiation et parfois même la généralisation du réflexe. La contraction musculaire qui est la conséquence du choc sur le tendon présente une tendance marquée vers la contracture. La contracture musculaire est le plus souvent obtenue à la suite de plusieurs chocs successifs portés sur le tendon. Mais la contracture est d'ordinaire obtenue d'emblée si, au lieu du choc, procédé vulgaire pour la recherche du réflexe tendineux, on emploie la simple pression plus ou moins forte ou prolongée.

β. *Excitation des nerfs.* L'excitation mécanique des nerfs produit la contracture des muscles auxquels ils fournissent des rameaux. Afin d'éviter toute cause d'erreur et pour isoler, autant que possible, ce qui appartient à la seule excitation du nerf, MM. Charcot et P. Richer ont choisi, pour les soumettre à l'expérimentation, des troncs nerveux assez volumineux et facilement accessibles à l'excitation mécanique.

Griffe cubitale. Parmi les nerfs qui peuvent satisfaire à ces conditions, le nerf cubital, dans la région du coude, est certainement un des plus favorablement situés. Il se trouve en effet logé dans une gouttière que lui fournissent l'olécrâne et l'épitrochlée, reposant sur un plan osseux résistant, recouvert seulement par la peau et éloigné de toute autre partie molle. Il est donc facile de l'atteindre sûrement.

Son excitation mécanique au moyen d'une simple pression faite avec le doigt, ou indifféremment avec l'extrémité d'un petit bâton, a donné les résultats les plus décisifs et les plus conformes aux données de l'anatomie et de la physiologie.

Sous l'influence de cette excitation, la main se contracture dans une attitude spéciale se rapprochant de l'attitude hiératique. Le poignet est légèrement fléchi et la main tout entière un peu dirigée vers le bord cubital. Les deux derniers doigts sont complétement fléchis dans la paume de la main; le pouce, entraîné dans l'adduction, vient appuyer contre eux sa face palmaire; la phalangette est dans l'extension, l'articulation métacarpo-phalangienne fléchie, pendant que les deux premiers doigts, index et médius, sont dans l'extension. Cette extension n'est pas toujours complète, le plus souvent, disons-nous, l'articulation métacarpo-phalangienne est fléchie; il existe aussi parfois un très-léger degré de flexion dans les autres articulations des doigts et principalement sur le médius. D'autres fois, au contraire, ces deux doigts se placent dans une extension forcée. En tout cas, ils subissent un mouvement latéral assez prononcé, en vertu duquel ils s'écartent l'un de l'autre. Il arrive aussi quelquefois que la dernière phalange du pouce se fléchit et qu'elle se place dans la paume de la main recouverte alors par les deux doigts en flexion.

Au milieu de ces quelques variations qui peuvent dépendre, soit de variétés anatomiques individuelles, soit du degré d'intensité de l'excitation, soit de la diffusion de l'excitation ou de la propagation à d'autres muscles par l'intermédiaire des anastomoses nerveuses, il est facile de dégager les caractères fondamentaux de la griffe cubitale : flexion [des deux derniers doigts, adduction du pouce, extension et écartement des deux premiers doigts, index et médius. Une attitude aussi caractéristique ne saurait être l'effet du hasard ; elle trouve sa raison d'être dans la distribution spéciale des rameaux du nerf cubital aux muscles de l'avant-bras et de la main.

Griffe médiane. L'excitation du nerf médian un peu au-dessus du pli du coude donne des résultats analogues à ceux de l'excitation du cubital. La main prend alors une attitude qui trouve sa raison dans la distribution du nerf médian et la physiologie des muscles que ce nerf tient sous sa dépendance. Mais ici la localisation est plus difficile; entouré de parties molles, le nerf fuit l'excitation, si elle n'est faite franchement et au bon endroit. D'un autre côté, il est bien difficile de ne pas exciter en même temps les parties voisines, muscles ou tendons. L'expérience est donc assez délicate, mais avec un peu d'habitude on arrive assez facilement à isoler l'action du nerf.

Voici l'attitude que prend la main sous l'influence de l'excitation mécanique du médian pendant l'état d'hyperexcitabilité neuro-musculaire et que l'on désigne sous le nom de griffe médiane. L'avant-bras se met en pronation forcée et ce mouvement de pronation est très-intense. Le poignet est fléchi. Le pouce, par un mouvement d'opposition, vient se placer dans la paume de la main, mais la phalangette est dans une situation intermédiaire entre l'extension et la flexion.

Cette position du pouce s'oppose souvent à la flexion complète de l'index et du médius. Les deux derniers doigts (annulaire et petit doigt) sont incomplète-ment fléchis. Nous avons vu parfois la flexion des doigts s'accuser bien davan-tage et la main prendre complètement l'attitude du poing fermé.

Si l'excitation a été intense ou prolongée, le mouvement de pronation forcée de l'avant-bras tend à s'exagérer encore, s'il est possible ; on voit alors l'action s'étendre à des muscles situés en dehors de la sphère du médian, aux muscles de l'épaule rotateurs de l'humérus, et le mouvement de pronation est continué, pour ainsi dire, par un mouvement de rotation du bras de dehors en dedans, de telle façon que la main, ayant subi un tour complet, revient présenter en avant sa face palmaire.

Griffe radiale.   Le nerf radial n'échappe pas à la loi et son excitation, au sortir de la gouttière de torsion de l'humérus, donne les résultats que la distri-bution de ses rameaux peut facilement faire prévoir. L'attitude que prend la main, sous l'influence de l'excitation mécanique du nerf radial au point indiqué, a pour caractères la supination de l'avant-bras ; l'extension du poignet ; l'exten-sion de tous les doigts. Cette extension porte exclusivement sur les premières phalanges, les deux dernières étant légèrement fléchies ; le pouce est dans l'extension et dans une situation intermédiaire entre l'adduction et l'abduction.

γ. *Excitation des muscles.*   L'expérience a montré que la malaxation ou la simple pression des masses musculaires amenait la contracture des muscles excités.

La contracture qui suit l'excitation mécanique du muscle est facile à démon-trer chez les sujets hypnotisés qui se trouvent dans les conditions requises d'hyperexcitabilité neuro-musculaire.

Il suffit, par exemple, d'exercer une friction sur le corps du sterno-mastoïdien, ou une simple pression sur un point de ses fibres, pour que ce muscle entre en contracture, imprimant à la tête le mouvement de rotation prévu d'après les données de la physiologie musculaire, et l'immobilisant au terme de son mou-vement dans l'attitude bien connue. On distingue parfaitement la corde saillante formée par le muscle contracturé dont les deux extrémités, en se rapprochant, tendent à se placer sur la même verticale.

Il en résulte que la tête subit un mouvement de rotation, en vertu duquel la face se trouve dirigée latéralement du côté opposé au muscle directement excité.

Pour faire cesser cette contracture, il suffit de porter une semblable excitation sur le sterno-mastoïdien du côté opposé, et la tête est ramenée dans la situation droite. En excitant à la fois les deux sterno-mastoïdiens, la tête se renverse et est immobilisée bientôt dans l'extension forcée, le cou saillant. Tous les muscles qui, par leur situation superficielle, permettent à l'excitation mécanique de les atteindre facilement, se comportent de la même façon. Par exemple, l'excitation portée sur le trapèze sur les côtés du cou amène l'élévation en masse de tout le moignon de l'épaule; le deltoïde élève le bras en dehors, le biceps fléchit l'avant-bras, etc.

Il résulte des expériences faites sur les muscles larges et fasciculés, tels que le deltoïde, que :

a. L'excitation portée sur un point, même limité du muscle, produit sa contracture en masse (tandis qu'à l'aide de la faradisation il est facile de faire contracter isolément les différents faisceaux d'un même muscle).

b. La contracture d'un muscle, provoquée dans ces conditions, entraîne presque toujours l'action simultanée des muscles qui lui sont synergiques. Ce qui se passe lors de l'excitation portée sur le deltoïde en est un exemple concluant. Nous savons, d'après les recherches de Duchenne (de Boulogne) que, physiologiquement, le deltoïde ne se contracte jamais seul. Son action élévatrice de l'humérus est toujours accompagnée d'une action synergique du grand dentelé et du trapèze, qui a pour but de maintenir l'omoplate solidement appliquée au thorax et qui lui fait subir un mouvement de bascule, en vertu duquel son angle inférieur est porté en dehors.

La contraction isolée du deltoïde au moyen de la faradisation démontre l'importance de cette action synergique. Dans ce cas, en effet, en même temps que l'humérus est élevé, le deltoïde abaisse la partie de l'omoplate sur laquelle il prend insertion, de façon que le bord spinal de cet os s'éloigne du thorax et que son angle inférieur se rapproche de la colonne vertébrale. Cette attitude vicieuse de l'omoplate, qui ne manque jamais alors que la faradisation est localisée au deltoïde, ne se produit pas lorsque ce même muscle est contracturé par l'excitation mécanique dans l'état d'hyperexcitabilité neuro-musculaire. L'omoplate, au contraire, prend alors l'attitude physiologique, trahissant ainsi la contracture simultanée des muscles synergiques, trapèze et grand dentelé, bien que ces muscles n'aient subi aucune excitation directe.

L'expérimentation sur les muscles de l'avant-bras et de la main est plus complexe, et cela pour plusieurs raisons faciles à saisir : les muscles sont de petit volume et réunis en grand nombre dans un petit espace; en plusieurs points, il y a superposition de plusieurs muscles, de sorte qu'il est difficile que la pression d'un muscle superficiel ne retentisse pas sur les muscles profonds; les actions synergiques y sont multiples; enfin, il existe de nombreuses ramifications nerveuses qu'il est difficile d'éviter.

Néanmoins nos expériences, nous ont donné des résultats fort précis. Lorsque, par la simple pression avec l'extrémité mousse d'un petit bâton, on cherche à mettre en action isolément les différents muscles de l'avant-bras d'une hystérique hypnotisée et présentant l'état nerveux spécial favorable à ce genre de recherches, on arrive bientôt à délimiter un certain nombre de zones parfaitement circonscrites, dont l'excitation amène, avec le plus de précision et de sûreté, le résultat voulu. Ces zones se confondent avec ce que l'on désigne en électro-physiologie sous le nom de points d'élection pour l'excitation partielle des muscles.

Tantôt nous avons déterminé sur l'avant-bras d'une hystérique, par exemple, un certain nombre de points dont l'excitation électrique produisait une action bien limitée. Ces points étaient marqués, puis immédiatement, ou le lendemain, quelques jours après même, alors que la malade avait certainement perdu le souvenir de nos recherches, nous l'endormions et nous pouvions constater que l'excitation mécanique des mêmes points moteurs amenait des résultats semblables à ceux que produisait, pendant la veille, l'électrisation, avec cette différence, toutefois, que la contraction était remplacée par une contracture.

Tantôt nous faisions l'expérience inverse, et, après avoir marqué les points dont l'action nous avait été révélée dans l'hypnotisme par l'hyperexcitabilité neuro-musculaire, nous constations ensuite, pendant la veille, avec l'excitation électrique, que l'action de ces mêmes points était bien celle qui avait été observée. A la face, les conditions de l'expérimentation sont un peu moins complexes. Les muscles sont superficiels, disposés le plus souvent en une seule couche, et, par là même, facilement accessibles à l'excitation mécanique. De plus, il n'existe pas de tendon dont l'excitation de voisinage puisse contrarier, masquer, ou même empêcher complétement le résultat cherché.

Ainsi que nous l'avons déjà dit, les muscles de la face, pendant la phase d'hyperexcitabilité neuro-musculaire, se comportent d'une autre manière que les muscles du corps. Ils sont également susceptibles d'être excités mécaniquement. Une simple pression, exercée directement sur le muscle lui-même ou sur le rameau nerveux qui l'innerve, met les fibres musculaires en action, mais la contraction ainsi provoquée ne persiste pas d'ordinaire après l'excitation *et ne se transforme jamais en contracture permanente*. Ce mode de réaction des muscles de la face à l'excitant mécanique est une analogie de plus avec ce qui se passe dans l'emploi de la faradisation localisée. L'un de nous a pu, remplaçant les électrodes par de simples petites baguettes, répéter avec une grande précision la plupart des belles expériences de Duchenne (de Boulogne) sur l'action partielle des muscles de la face et déterminer la part qui revient à chacun d'eux dans l'expression des passions. Ses nombreuses expériences peuvent être résumées ainsi qu'il suit : la localisation la plus exacte est obtenue à l'aide d'une pression modérée pratiquée avec l'extrémité arrondie d'un petit bâton. Une excitation trop forte se propage souvent à quelques muscles voisins. La contraction du muscle cesse le plus souvent en même temps que la pression. Elle persiste quelquefois très-peu de temps après que l'excitation a cessé, surtout si l'on a un peu insisté, mais elle ne se transforme jamais en contracture. Le muscle peaussier est celui dont la contraction se maintient le plus longtemps, tenant en quelque sorte le milieu entre les muscles des membres et ceux de la face.

Malgré la persistance de l'excitation, l'action produite ne tarde pas à s'épuiser. Tout en maintenant la pression à un degré égal sur le point qui a provoqué la contraction du muscle, on ne tarde pas à voir celle-ci s'effacer peu à peu et finir par disparaître complétement.

L'excitation unilatérale d'un muscle pair s'obtient le plus souvent fort aisément, mais il arrive parfois que l'excitation retentit sur le muscle homologue du côté opposé, qui se contracte alors toujours plus faiblement. Il *nous a* semblé que cette loi de synergie des muscles pairs se manifestait d'autant plus facilement que ces muscles pairs étaient situés plus près de la ligne médiane. En tout cas, nous avons bien des fois remarqué qu'une double excitation, portée à la fois sur les deux muscles pairs, donnait lieu à une exagération du mouvement obtenu avec l'excitation unilatérale.

Il est possible de faire contracter à la fois plusieurs muscles, de façon à reproduire les contractions combinées expressives ou les contractions combinées inexpressives, pour nous servir des dénominations employés par Duchenne.

Enfin, nous ferons remarquer, qu'à part l'action synergique des muscles pairs constatée plus haut, d'où il résulte qu'une excitation unilatérale retentit à un certain degré sur le muscle homologue du côté opposé, l'action musculaire due à l'hyperexcitabilité neuro-musculaire reste exactement localisée au point directement excité, ressemblant en cela à ce qui a lieu avec la faradisation localisée. Sur ce point, nos recherches ne diffèrent en rien de celles de Duchenne (de Boulogne), et, bien qu'avec un moyen différent, nous arrivons au même résultat. Dans les contractions combinées expressives, l'excitation demande à être portée simultanément sur les différents muscles qui concourent à la même expression. En aucun cas, l'action d'un seul de ces muscles n'entraîne celle des autres muscles dont le concours est nécessaire pour rendre une expression donnée. Cette remarque que nous faisons ici par anticipation trouvera son application plus loin, lorsque nous étudierons l'action de la faradisation localisée aux muscles de la face pendant l'état cataleptique. Mais les troncs nerveux comme les muscles eux-mêmes sont aussi bien excitables à la face qu'ils le sont aux membres. Les rameaux de la septième paire sont facilement accessibles à l'excitation mécanique à leurs points d'émergence de la parotide. On voit alors, sous l'influence de cette excitation, tout un côté de le physionomie se contracter et, suivant le point de l'excitation, la contraction s'accuser davantage dans les muscles de l'œil, du nez, des lèvres ou du menton.

On peut également faire contracter des muscles qui d'ordinaire ne sont que peu ou pas soumis à l'empire de la volonté, tels que les muscles du pavillon de l'oreille, en portant l'excitation mécanique, soit sur eux directement, soit sur les rameaux nerveux qui les innervent.

Nous terminerons ce que nous avons à dire sur la contracture léthargique en insistant sur quelques-uns de ses caractères.

a. La contracture cède à l'excitation des antagonistes. La contracture ainsi provoquée pendant l'état hypnotique cède très-facilement par la friction ou la malaxation des muscles antagonistes. Cette excitation, que l'on pourrait qualifier d'excitation d'arrêt, n'exige pas une localisation précise. Portée sur la masse des extenseurs, elle fait cesser la contracture partielle de n'importe quel muscle fléchisseur et inversement. Si l'action est très-locale et ne s'adresse pas directement au muscle antagoniste du muscle contracturé, au lieu de faire cesser la contracture première, elle peut donner naissance à une seconde contracture localisée.

Cette action d'arrêt de l'excitation des antagonistes n'a lieu que pendant la léthargie, elle est impuissante contre la contracture, qui persiste pendant l'état cataleptique ou après le réveil.

La contracture peut persister après le réveil. Les contractures artificielles ainsi provoquées présentent la plus grande analogie avec la contracture permanente hystérique. Elles pourraient persister, pensons-nous, fort longtemps. Nous n'avons pas prolongé l'expérience au delà de quelques heures. Pour faire disparaître ces contractures, il faut endormir de nouveau le sujet et, pendant l'état léthargique, procéder à l'excitation des muscles antagonistes dont l'effet est instantané. Enfin cette contracture, lorsqu'elle est unilatérale, peut être transférée par l'aimant.

Il ne faudrait pas croire cependant que toutes les hystériques hypnotisées soient susceptibles de présenter à un égal degré de développement tous les phénomènes que nous venons de décrire comme se rattachant au phénomène si intéressant de l'hyperexcitabilité neuro-musculaire.

Il faut s'attendre ici à de nombreuses variations individuelles que, pour la plupart, il est possible de rattacher au type décrit dont elles ne sont que les atténuations plus ou moins accusées. Cependant on se tromperait également, si l'on s'imaginait que les sujets sont rares sur lesquels il est possible de répéter toutes les expériences rapportées plus haut. Il ne s'agit pas là de faits exceptionnels. Si nous en croyons notre expérience personnelle, la proportion serait de 1 sur 4 ou 5 au plus.

Il est vrai que les malades soumises à notre observation à la Salpêtrière, sont toutes des sujets atteints de la névrose hystérique dans sa forme la plus accentuée, l'*hysteria major*.

b. *Phénomènes neuro-musculaires pendant l'état cataleptique.*

L'état cataleptique, qui peut être obtenu d'emblée par des manœuvres appropriées, ainsi que nous l'avons vu plus haut, ou qui succède instantanément à l'ouverture des paupières pendant l'état léthargique, présente des caractères neuro-musculaires essentiellement différents de ceux que nous venons d'étudier et, nous pourrions presque dire, diamétralement opposés. La comparaison entre ce qui se passe dans ces deux états nerveux au point de vue neuro-musculaire accentue davantage la description que nous allons entreprendre.

Dans l'état léthargique, la résolution musculaire existe à son plus haut degré, le membre soulevé retombe inerte, comme mort ; ici, au contraire, le membre soulevé ne retombe plus, il reste dans la nouvelle position qui vient de lui être communiquée, jusqu'à ce qu'il plaise à l'observateur de la modifier à nouveau. Nous insistons sur ce point, qu'au lieu d'être lourd comme dans l'état léthargique le membre cataleptique est léger à soulever ; il n'est le siége d'aucune raideur, et il se laisse déplacer avec la plus grande facilité.

Les réflexes tendineux, tout à l'heure exaltés pendant l'état léthargique, sont maintenant considérablement affaiblis, au point même de disparaître complétement dans les cas les plus accentués, et cette hyperexcitabilité neuro-musculaire si remarquable, sur laquelle nous nous sommes longuement étendus, a disparu du même coup. La contracture n'a plus lieu sous l'influence de la malaxation, mais l'aptitude à la contracture reparaît aussitôt, si par l'occlusion des paupières de la malade cataleptique nous ramenons l'état léthargique.

Mais la différence entre l'état léthargique et l'état cataleptique est encore plus accentuée. Un autre phénomène neuro-musculaire propre à ce dernier état nerveux se développe, qui est en quelque sorte la contre-partie de l'hyperexcitabilité neuro-musculaire propre au premier état. A l'encontre de la contracture qui consiste en une exagération de l'activité musculaire, le phénomène dont il s'agit ici consiste en une diminution de la même activité. Des excitations mécaniques de même nature que celles qui, pendant l'état léthargique, produisent la contracture : une pression, friction, malaxation des muscles, des tendons ou des nerfs, amènent, pendant l'état cataleptique, le relâchement musculaire et la paralysie.

Dans son degré d'intensité, dans son mode d'extension de même que dans son mode de production, ce phénomène nouveau présente les plus grandes analogies avec la contracture léthargique. C'est ainsi que, dans les cas les plus favorables, l'état paralytique peut être localisé à un seul muscle ou à un groupe musculaire. Dans les cas moins délicats, alors que les phénomènes d'hypnotisme n'ont pas acquis leur parfait développement, l'excitation portée sur un seul point du membre produit la paralysie du membre entier. La friction des tendons amène avec le plus de rapidité, et de préférence à tout autre moyen, la paralysie générale d'un membre. L'excitation portée sur les troncs nerveux ou sur les points moteurs musculaires, lorsqu'elle ne dépasse pas une certaine intensité, produit plus facilement la localisation de la paralysie. Il est nécessaire d'entrer ici dans quelques détails.

L'action paralysante se traduit d'abord par un affaiblissement de la tonicité musculaire, d'où résulte un allongement du muscle que les tracés myographiques nous ont permis de constater par une descente de la courbe musculaire au-dessous de la ligne du repos cataleptique. Cet allongement musculaire laisse aux antagonistes du muscle qui l'a subi un rôle prédominant en vertu duquel l'attitude se modifie dans un sens déterminé. C'est ainsi que, si nous excitons les fléchisseurs, nous voyons un mouvement d'extension se produire et *vice versâ*. La nouvelle attitude ainsi produite n'est maintenue par aucune raideur et se laisse modifier avec la plus grande facilité.

Cette paralysie localisée ne persiste pas au réveil. D'ailleurs, le membre dont l'attitude vient d'être modifiée de la façon que nous venons d'indiquer n'a pas perdu pour cela son aptitude cataleptique.

Mais il n'en est plus de même lorsque l'excitation mécanique a été plus générale ou plus prolongée, le membre tout à l'heure cataleptique retombe inerte et flasque le long du corps. La paralysie est totale et toute trace de propriété cataleptique a disparu. Le membre est lourd. Soulevé, il retombe comme une masse inerte. Nous ajouterons que, pour obtenir ce résultat pendant l'état cataleptique, il faut user d'une excitation mécanique plus prolongée que pour produire la contracture pendant l'état léthargique.

Cette paralysie persiste dans les conditions suivantes : (*a*), si la malade est plongée en léthargie par la pression oculaire, le membre demeure paralysé et ne présente aucune trace de l'hyperexcitabilité neuro-musculaire qui existe sur tous les autres muscles du corps ; (*b*), pendant l'état somnambulique obtenu par la friction du vertex, l'inertie du membre paralysé persiste, les excitations cutanées demeurent sans efficacité sur lui, pendant qu'elles produisent la contracture partout ailleurs ; (*c*) enfin cette paralysie persiste après le réveil. On constate la conservation des réflexes tendineux, mais sans aucune tendance à la contracture. L'excitabilité faradique persiste et la secousse musculaire, tout en gardant les caractères de l'état cataleptique qui, en somme, sont ceux de l'état normal, est quelquefois plus élevée, pour reprendre sa hauteur normale avec la disparition de la paralysie. D'autres fois, la paralysie existe sans modification de la courbe musculaire.

La paralysie d'un membre peut être transférée au membre du côté opposé par les applications aimantées.

Immédiatement après le réveil on peut constater que cette paralysie s'accompagne d'anesthésie cutanée et musculaire, mais d'une façon transitoire, et la sensibilité revient d'elle-même au bout de quelques instants. Cet état paralytique du membre, lorsqu'il n'est pas très-profond, peut disparaître spontanément et progressivement, mais, dans la plupart des cas, il faut intervenir. Un moyen efficace est la faradisation musculaire ; très-rapidement, le malade recouvre toute la liberté de ses mouvements.

Nous avons, dans les expériences qui précèdent, un exemple des actions ner-

veuses suspensives ou d'arrêt, aujourd'hui bien connues depuis les travaux de
M. Brown-Séquard sur l'*inhibition*.

Immobilité de l'attitude cataleptique. Toutes les expériences que nous
avons entreprises à ce sujet sur nos malades hypnotisées nous ont conduits à
ce résultat, que les cataleptiques ne gardent les attitudes communiquées guère
plus longtemps que ne le pourrait faire un homme vigoureux et bien musclé.

C'est déjà quelque chose, si l'on considère que nos malades sont des femmes
en général d'une musculature médiocre et souvent atteintes d'amyosthénie.
Mais nous n'avons pas observé le fait, signalé par d'autres auteurs, de la durée
d'une attitude cataleptique (le bras étendu horizontalement, par exemple) pendant un temps assez long (une heure et plus), de telle façon que cette durée
suffise à elle seule pour écarter tout soupçon de simulation.

D'après nos observations, au bout de dix à quinze minutes, le membre étendu
commence à descendre, et au bout de vingt à vingt-cinq minutes au maximum
il est retombé dans la verticale. C'est donc ailleurs qu'il faut chercher un caractère distinctif. Nous avons eu recours alors à l'inscription des phénomènes par
les procédés de la méthode graphique.

Chez le simulateur, comme chez la cataleptique, un tambour à réaction fixé
à l'extrémité du membre étendu est destiné à enregistrer les moindres oscillations de ce membre pendant qu'un pneumographe appliqué sur la poitrine donnera la courbe des mouvements respiratoires. Or voici ce qu'on observe sur les
tracés ainsi obtenus. Chez la cataleptique, pendant toute la durée de l'observation, la plume qui correspond au membre étendu trace une ligne droite parfaitement régulière.

Pendant ce temps, chez le simulateur, le tracé correspondant ressemble d'abord
à celui du cataleptique, mais, au bout de quelques minutes, des différences con-
sidérables commencent à s'accuser : la ligne droite se change en une ligne brisée,
très-accentuée, marquée par instants de grandes oscillations disposées en séries.

Les tracés fournis par le pneumographe ne sont pas moins significatifs. Chez
la cataleptique : respiration rare, superficielle, la fin du tracé ressemble au
commencement. Chez le simulateur, le tracé se compose de deux parties dis-
tinctes. Au début, respiration régulière et normale. Dans la deuxième phase,
celle qui correspond aux indices de fatigue musculaire notés sur le tracé du
membre, irrégularité dans le rhythme et l'étendue des mouvements respiratoires ;
profondes et rapides dépressions, indices du trouble de la respiration qui accompagne le phénomène de l'effort.

En résumé, la cataleptique ne connaît pas la fatigue, le muscle cède, mais
sans effort, sans intervention volontaire. Le simulateur, au contraire, soumis
à la double épreuve, se trouve trahi de deux côtés à la fois : 1° par le tracé du
membre qui accuse la fatigue musculaire, et 2° par le tracé de la respiration qui
traduit l'effort destiné à en masquer les effets.

Un des caractères de l'état cataleptique que nous étudions ici consiste dans
la généralisation. Il existe au même degré dans tous les muscles du corps, ce
qui fait que la malade est transformée en quelque sorte en un automate parfaitement docile, sans raideur, auquel on peut imprimer avec la plus grande
facilité les poses les plus variées. Nous ajouterons que les poses sont toujours
harmonieuses et que l'automate est quelque chose de plus qu'un simple mécanisme à la Vaucanson. Les attitudes expressives se complètent d'elles-mêmes, et
l'expression de la physionomie se met en harmonie avec les gestes et récipro-

quement, ce que nous étudierons plus loin lorsque nous parlerons des phénomènes de suggestion. Il arrive ainsi que les sujets cataleptiques dont nous
parlons sont de véritables modèles d'expression et, si les sculpteurs de l'anti-
quité ont fait poser comme modèles des femmes cataleptiques, bien certainement
il s'agissait de la catalepsie que nous décrivons.

Dans cet état cataleptique, la suggestion peut modifier l'état neuro-musculaire au point de produire, par la seule action psychique, la contracture ou la
paralysie. Mais nous remettons l'étude de ces troubles musculaires particuliers
au chapitre suivant où ils seront mieux placés en raison de leur étiologie.
D'ailleurs, ils ne sont pas propres à l'état cataleptique, pendant l'état somnambulique des résultats analogues peuvent être obtenus.

   c. *Phénomènes neuro-musculaires de l'état somnambulique. Hyperexcitabilité cutano-neuro-musculaire.   a. Contracture musculaire par excitation cutanée superficielle.*   Les contractures musculaires dues à l'hyperexcitabilité neuro-musculaire de l'état léthargique que nous avons longuement
étudiées plus haut ne sont pas les seules que présente l'hypnotisme. L'état de
somnambulisme, en effet, est apte également au développement de contractures
musculaires aussi intenses, aussi énergiques que celles de l'état léthargique,
mais qui relèvent d'un mécanisme différent et présentent des caractères distinctifs.

Lorsque la malade est léthargique, l'excitation cutanée, de quelque intensité
qu'elle soit, depuis le simple frôlement jusqu'au pincement et à la piqûre, n'est
suivie d'aucun résultat, tandis qu'une excitation mécanique plus profonde, telle
que la percussion, la pression ou la malaxation portant sur un tendon, un
muscle ou un nerf, provoque aussitôt une contracture exactement en rapport
avec le point excité.

Si, par une friction sur le vertex, nous mettons la malade en somnambulisme,
le tableau change. L'hyperexcitabilité neuro-musculaire de l'état léthargique a
complétement disparu.

Plus de contracture par le choc des tendons, le froissement des nerfs ou la
malaxation des muscles. Mais la peau, tout à l'heure inexcitable, a acquis une
impressionnabilité exquise, et les excitations cutanées superficielles ont seules le
pouvoir de produire la contracture.

Nous insistons sur le caractère superficiel de l'excitation; un pincement
violent, une piqûre profonde, une forte pression, ne produiraient aucun effet, le
simple frôlement, l'effleurement des poils, l'action d'un courant d'air, déterminent une contracture intense.

Dans les cas favorables, la distinction dans le mode de production des deux
variétés de contractures hypnotiques se présente avec les caractères de netteté
que nous venons d'indiquer. Par une manœuvre très-simple, il est possible de
rendre la malade hémiléthargique et hémisomnambule. Alors les muscles de
chaque moitié du corps possèdent les propriétés propres à chacun de ces deux
états; la démonstration des deux sortes de contractures devient alors des plus
saisissantes.

La contracture somnambulique ne cède point comme la contracture léthargique à la friction ou au massage des muscles antagonistes, elle cesse sous
l'influence d'une nouvelle excitation cutanée, dont le point d'application n'offre
pas de relation constante avec l'attitude du membre contracturé. C'est alors,
ainsi que l'a signalé M. Dumont-Pallier, qu'une même excitation cutanée portée

au même point peut faire et défaire la contracture. On n'observe rien de semblable dans la contracture de la phase léthargique. Une fois produite, la contracture de la somnambule offre autant de résistance que la contracture léthargique.

État cataleptoïde. La contracture somnambulique s'affirme par degrés à la suite d'excitations cutanées répétées, mais, avant d'atteindre le degré extrême de rigidité qui la caractérise le muscle passe par tous les degrés intermédiaires de raideur. Il arrive qu'à un certain moment la raideur du membre est suffisante pour lui permettre de rester dans une position donnée, et pas assez intense pour que cette position ne puisse être modifiée. Il en résulte une sorte d'état que beaucoup d'auteurs ont confondu avec l'état cataleptique, mais qui en diffère foncièrement et mérite le nom d'état cataleptoïde.

En effet, la ressemblance de prime abord est bien faite pour induire en erreur les observateurs qui n'ont pu constater l'état de catalepsie véritable tel que nous l'avons décrit. Le membre d'un somnambule qui, à la suite d'excitations cutanées légères (passes), se trouve dans les conditions de raideur requises, se laisse soulever et garde la position communiquée de la même façon qu'un membre cataleptique. De plus, on peut modifier cette première attitude, en donner d'autres plus ou moins variées et qui sont gardées tout aussi fidèlement dans ces mouvements communiqués; l'observateur constate en outre une certaine rigidité des jointures qui paraît être la *flexibilitas cerea* des auteurs.

Si l'on veut se reporter à la description que nous avons donnée de l'état de catalepsie véritable, on comprendra comment, malgré une ressemblance superficielle, nous insistons ici sur la distinction fondamentale qui, à nos yeux, existe entre les deux états.

Nous résumerons ainsi les caractères distinctifs qui permettent de ne pas confondre l'état cataleptoïde dû à l'hyperexcitabilité cutanée neuro-musculaire de l'état somnambulique, de la catalepsie véritable.

CATALEPSIE	ÉTAT CATALEPTOÏDE DU SOMNAMBULISME
L'état cataleptique est général, intéressant également tous les muscles de la vie de relation.	L'état cataleptoïde est partiel.
L'état cataleptique se développe instantanément, le membre garde aussitôt la position communiquée.	L'état cataleptoïde s'accuse graduellement à la suite des excitations cutanées superficielles (passes, courant d'air, souffle, etc.).
Souplesse et légèreté des membres. Aucune raideur dans les articulations.	Les membres sont toujours le siège d'une raideur dont le degré varie depuis la flexibilité cireuse jusqu'à la contracture.
L'état cataleptique n'est aucunement influencé par les excitations cutanées superficielles.	L'état cataleptoïde cesse de la même façon qu'il a été provoqué, c'est-à-dire à la suite d'excitations cutanées superficielles.
L'état cataleptique est primitif.	L'état cataleptoïde est secondaire.

Nous pourrions ajouter aux phénomènes neuro-musculaires déjà décrits et destinés à différencier les différents états un nouvel élément de diagnostic puisé dans la forme de la secousse musculaire obtenue au moyen du choc électrique. Cette secousse musculaire diffère en effet dans les trois états.

Mais nous avons déjà peut-être consacré trop de place à la description des symptômes neuro-musculaires et nous préférons renvoyer au travail spécial de l'un de nous sur la matière. Nous ne terminerons pas toutefois sans dire que la description que nous venons de faire, avec ses catégories nettement tranchées, ne saurait indistinctement s'appliquer à tous les hystériques hypnotisés. Elle s'adresse très-exactement à une vingtaine de cas que nous avons observés et qui sont comme des cas types, infiniment précieux pour les recherches et l'étude. Mais il faut compter avec les individualités, avec les cas irréguliers, frustes ou incomplets. Ainsi on peut observer les deux variétés de contracture, léthargique et somnambulique, chez un même sujet pendant un même état nerveux, soit léthargie, soit somnambulisme, soit même catalepsie. Des cas de ce genre ont été rapportés par MM. Dumont-Pallier et Magnin, par M. Bottey.... Nous les admettons d'autant plus volontiers que nous en avons observé nous-mêmes.

B. *Modifications de la sensibilité générale et spéciale.* L'état de sensibilité générale ou spéciale pendant l'hypnotisme est fort variable suivant les sujets et suivant les différentes phases de l'hypnose chez un même sujet.

Le seul phénomène de sensibilité constant que nous ayons observé, du moins dans les cas francs d'hypnotisme — et nous rappellerons qu'il ne s'agit ici que de l'hypnotisme chez les grandes hystériques — est l'abolition de la sensibilité cutanée à la douleur (piqûre, pincement, brûlure). Chez les hystériques qui, en temps ordinaire, étaient anesthésiques totales, ainsi que nous en avons compté plusieurs parmi nos sujets, ce même état persistait dans les diverses phases de l'hypnotisme. Celles qui étaient hémianesthésiques devenaient anesthésiques complètes pendant l'hypnose. Il en était de même de celles qui, en temps ordinaire, avaient conservé leur sensibilité.

Pour ce qui est des autres modes de la sensibilité cutanée (sensibilité au contact, à la température), leur état n'offrait rien de constant.

État des sens. a. *Pendant la léthargie.* Dans cet état, les sens, de même que la sensibilité générale, sont le plus souvent complétement abolis. La malade reste indifférente à toute excitation, quel que soit le sens intéressé.

Dans quelque cas où la torpeur du sujet était moindre, nous avons pu constater la persistance, au moins partielle, de la sensibilité spéciale. La malade hystérique qui a été observée avec tant de soin par Tamburini et Seppilli, au milieu de l'affaiblissement ou de l'anéantissement de la sensibilité générale ou spéciale, pendant l'état léthargique, suivant le degré plus ou moins profond de l'hypnose, présentait une hyperesthésie auditive constante.

b. *Pendant la catalepsie.* L'état des sens varie beaucoup suivant les sujets, et nous pouvons dire que les phénomènes psychiques que l'on observe dans cet état et qui se montrent si différents suivants les individus sont en relation directe avec l'état de la sensibilité spéciale. Quant à la sensibilité générale, elle est toujours complétement abolie et n'a aucune influence sur les diverses manifestations propres à cette phase de l'hypnotisme.

Par contre, le sens musculaire conserve ou retrouve toute son activité. Nous verrons plus loin que, dans un certain nombre de cas, les phénomènes suggestifs si remarquables ne sont possibles que par l'intermédiaire du sens musculaire. Au milieu de l'anéantissement de la sensibilité générale, le sens musculaire reste comme la seule voie ouverte par laquelle on puisse impressionner le cerveau. Peut-être, doit-on voir dans la conservation ou même l'exaltation du sens musculaire, une des conditions premières de la stabilité musculaire propre à l'état cataleptique?

c. *Pendant le somnambulisme* l'anesthésie à la piqûre persiste, mais l'état des sens varie. Ils restent ce qu'ils étaient pendant la veille. Quelques-uns peuvent être abolis, d'autres, au contraire, exaltés à un degré vraiment surprenant. Le fait le plus remarquable qu'il nous ait été donné de constater dans ce sens a trait au sens du toucher. Le moindre courant d'air est ressenti avec une grande vivacité et à plusieurs mètres de distance. Il se développe alors un état spécial d'attraction du sujet pour certaines personnes qui paraît résider dans une hyperesthésie du tact. Ce fait, signalé dans plusieurs attaques de somnambulisme hystérique spontané, s'est montré dans nos expériences avec beaucoup de netteté. La somnambule est comme attirée par l'observateur qui, en pressant avec le doigt sur le sommet de la tête, l'a plongée dans cet état. S'il s'éloigne, elle devient inquiète, se met à geindre, le recherche, le suit, et ne trouve de repos qu'après l'avoir rejoint. Elle se contente alors de se tenir près de lui immobile, mais le même manége recommence, s'il vient à s'éloigner de nouveau. Nous avons toujours vu le même phénomène se produire, quel que fût celui qui avait touché son point magnétique. Si l'attouchement de ce point a été fait par l'intermédiaire d'un objet quelconque, le même état nerveux de somnambulisme sans hyperexcitabilité ne s'en produit pas moins, mais l'état spécial d'attraction dont nous parlons n'existe pas ; la malade demeure impassible. Cependant ce curieux phénomène ne demande qu'une occasion pour se développer, et il se produit immédiatement en faveur de celui qui, le premier, quel qu'il soit, touche la malade, particulièrement les parties nues de son corps, les mains, par exemple.

C'est alors que nous avons pu varier l'expérience d'une façon bien curieuse et qui prouve bien que cette influence n'a rien de mystérieux, qu'elle réside tout entière dans une modification particulière du tact, qui s'opère en dehors de la conscience de la malade.

Pendant que la malade est plongée dans le somnambulisme par la friction du vertex au moyen d'un objet quelconque, deux observateurs se présentent qui, sans résistance aucune de sa part, s'emparent chacun d'une de ses mains. Que va-t-il se passer ?

Bientôt la malade, de ses deux mains, presse celles de chacun des observateurs et ne veut pas les abandonner. L'état spécial d'attraction existe à la fois pour les deux, mais la malade se trouve en quelque sorte divisée par moitié. Chaque observateur ne possède la sympathie que d'une moitié de la malade et celle-ci oppose la même résistance à l'observateur de gauche lorsqu'il veut saisir la main droite qu'à l'observateur de droite lorsqu'il veut saisir la main gauche. Nous ne chercherons point l'explication de cette singulière influence d'un contact étranger. Nous nous bornerons à signaler ce fait comme un fait d'observation régulièrement observé. Ajoutons que dans tous les cas où nous avons observé une hyperesthésie si remarquable de certaines modalités de la sensibilité cutanée l'anesthésie à la piqûre persistait dans toute son intensité.

Mais il n'en est pas toujours ainsi, au dire de quelques observateurs ; l'hyperesthésie cutanée à la piqûre peut être très-grande et vient s'ajouter à l'exaltation des autres modes de la sensibilité de la peau.

L'exaltation de l'ouïe, de l'odorat, de la vue, a été également constatée.

Enfin nous rappellerons ici les expériences de M. Dumont-Pallier, d'autant plus intéressantes pour nous qu'elles ont porté sur des sujets atteints d'hystérie.

En étudiant l'action des agents physiques sur la production d'actes réflexes cutano-musculaires, M. Dumont-Pallier a constaté, à l'aide de la lumière du Drummond passant à travers un prisme de cristal, que les rayons extrarouges et extra-violets du spectre avaient une action sur la surface de la peau, laquelle action déterminait secondairement une contraction musculaire. Le son produit à une certaine distance et transmis au moyen d'un long tube en caoutchouc, à la surface de la peau d'une hystérique hypnotisée, détermine des contractions musculaires, et, lorsqu'on transmettait ainsi le tic-tac d'une montre, on voyait les contractions des muscles marcher d'une façon synchrone avec les bruits de la montre. Si on retirait la montre, les contractions musculaires s'arrêtaient.

Des expériences analogues ont été faites avec le téléphone et le microphone, c'est-à-dire que des vibrations très-faibles de ces instruments suffisaient pour déterminer des contractions musculaires.

C. *Modifications de la respiration.* Les modifications qui se produisent dans la respiration sous l'influence de l'hypnotisme sont variées et faciles à constater par la simple observation. On voit, en effet, les mouvements respiratoires tantôt s'accélérer, tantôt se ralentir, se suspendre presque complétement.

Mais, pour arriver dans l'espèce à des résultats précis, il est indispensable de faire intervenir les procédés de la méthode graphique. C'est en suivant cette voie que MM. Tamburini et Seppilli sont arrivés à des conclusions qui ne diffèrent pas de celles que nous avons obtenues.

Dans le procédé qui consiste à produire l'hypnotisme par la fixation du regard, on constate que le trouble de la respiration commence dès le début de l'expérience. Pendant la période de fixation qui, suivant les sujets, est plus ou moins longue, on voit le plus ordinairement les mouvements respiratoires se précipiter quelques instants avant l'invasion du sommeil, en même temps qu'ils deviennent de plus en plus profonds. D'autres fois la respiration devient irrégulière, plus superficielle, tout le temps que l'attention du sujet est fixée ; elle se suspend même quelquefois complétement.

Mais, dans tous les cas, l'invasion du sommeil est toujours accompagnée d'un mouvement respiratoire profond le plus souvent unique, quelquefois double.

a. Pendant l'état léthargique la courbe respiratoire est généralement régulière. Les mouvements sont profonds, mais leur fréquence varie beaucoup. D'ordinaire rapides et précipités au début de l'hypnose, ils deviennent plus lents et plus profonds à mesure que se prolonge la léthargie.

Lorsque la léthargie dure depuis longtemps, un ronflement se produit et la respiration tend à revêtir le caractère stertoreux. D'après Tamburini et Seppilli la respiration dans le stade léthargique oscillerait, comme fréquence, entre dix et vingt respirations par minute.

La moyenne de nos observations donne un chiffre beaucoup plus élevé qui serait de vingt-cinq à trente-cinq.

La respiration de la phase léthargique comparée à la respiration de la veille n'offre, en somme, dans la grande majorité des cas, aucun trait saillant, aucune différence bien caractéristique, mais il n'en est pas de même, si nous la comparons à ce qui a lieu pendant la phase cataleptique.

b. L'ouverture des yeux qui, pendant la phase léthargique, produit l'état cataleptique, est suivie le plus souvent d'une suspension complète de la respiration. Cette apnée offre une durée variable. Nous l'avons vue durer jusqu'à une minute, puis la respiration reprend suivant un rhythme spécial que nous indiquerons dans un instant.

L'arrêt de la respiration qui marque le début de l'état cataleptique est le plus souvent si brusque, que la courbe respiratoire est interrompue tout d'un coup, quel que soit le point de sa course. Le sujet est immobilisé en état d'inspiration, d'expiration, ou dans un état intermédiaire.

Quelquefois la respiration revient graduellement. Après la phase d'apnée qui marque le début de la catalepsie la respiration ne se rétablit que péniblement, quelquefois d'une façon superficielle et irrégulière.

Mais le plus souvent les mouvements respiratoires sont rares et d'une lenteur extrême, séparés par une période d'immobilité plus ou moins longue. Les tracés permettent de constater que l'inspiration est lente et beaucoup plus lente encore l'expiration qui est marquée par une ligne prolongée graduellement ascendante.

c. Pendant la phase de somnambulisme la respiration reprend son cours et il n'existe point ici avec la phase léthargique de différences tranchées. D'ailleurs le type respiratoire n'offre rien de constant. Tantôt il est rapide, tantôt il est lent et plus ou moins profond. Le ryhthme diffère chez un même sujet d'une expérience à une autre, et même dans le cours d'une même expérience. Le trait le plus saillant à relever est, d'une façon générale, une irrégularité plus grande que dans l'état léthargique. Le début du somnambulisme comme celui de la léthargie est fréquemment marqué par un mouvement respiratoire plus fort et plus profond. Un fait à signaler, c'est que, dans le passage de l'état léthargique à l'état somnambulique par la pression sur le vertex, ou réciproquement sur les globes oculaires, le rhythme respiratoire est modifié, soit qu'il se ralentisse, soit qu'il se précipite.

Tout ce que nous avons dit jusqu'ici s'applique à la respiration thoracique. D'autres expériences dans lesquelles nous avons pris à la fois la respiration thoracique et la respiration abdominale nous ont permis de constater souvent pendant l'hypnose, soit une certaine indépendance des mouvements du thorax et de l'abdomen, soit un antagonisme véritable. Dans la veille, à l'état normal, nous avons toujours obtenu, comme c'est la règle, une concordance parfaite des deux tracés. Dans l'hypnose, au contraire, soit pendant la léthargie, soit pendant le somnambulisme, il y a parfois opposition complète entre les mouvements du thorax et ceux de l'abdomen.

D. *Modifications de la circulation.* Nous ne dirons qu'un mot des troubles de la circulation pendant l'hypnotisme. Braid signale l'accélération du pouls et lui prête une grande importance dans l'effet curatif qu'il attribue aux manœuvres hypnotiques.

Tamburini et Seppilli ont fait à ce sujet d'intéressantes recherches relativement à l'état léthargique et à l'état cataleptique. Ces auteurs, qui se sont servis des appareils enregistreurs de la physiologie moderne, ont constaté ce qui suit :

Au moyen du plétismographe du professeur Mosso, ils ont noté que, dans la phase léthargique, le tracé graphique tend continuellement à monter, et que dans la phase cataleptique, au contraire, il descend progressivement, ce qui signifie que, dans l'état léthargique, le volume de l'avant-bras augmente, c'est-à-dire que les vaisseaux se dilatent, tandis que, au contraire, dans l'état cataleptique, l'avant-bras diminue de volume, c'est-à-dire que le volume des vaisseaux se rétrécit. Les modifications dans la hauteur de la ligne plétismographique ne coïncident pas avec le moment du passage d'un état à un autre, mais arrivent quelques secondes après. Avec le sphygmographe à air les résultats obtenus ont été exactement les mêmes qu'avec le plétismographe par rapport au volume de l'avant-bras dans l'état léthargique et dans l'état cataleptique de l'hypnose, mais avec la différence que les changements de volume étaient instantanément indiqués par le sphygmographe à air quand on passait d'un état à l'autre. Quelquefois même les changements de volume des vaisseaux étaient indiqués avant ceux des courbes respiratoires. Les mêmes auteurs ont constaté que le pouls augmente dans le passage de la veille à l'hypnose, mais ne présente pas de différences remarquables entre l'état léthargique et l'état cataleptique.

Les quelques recherches que nous avons faites dans ce sens nous avaient conduits à un semblable résultat.

E. *Symptômes psychiques.* Pendant l'état de léthargie, les phénomènes psychiques sont presque nuls. Dans le plus grand nombre des cas, la torpeur cérébrale est complète. La malade est plongée comme dans un coma profond d'où aucune excitation ne peut la tirer. Quelquefois cependant, aux appels réitérés de son nom, elle semble répondre par quelques mouvements respiratoires plus précipités. Parfois même on parvient, en la tirant par la manche, à la faire lever. Mais là se borne ordinairement tout ce que l'on peut obtenir d'elle dans cet état. Nous avons vu que, pendant la catalepsie, l'anesthésie cutanée à la piqûre persiste au même degré que pendant l'état de léthargie, mais aux phénomènes neuro-musculaires caractéristiques de ce nouvel état nerveux que nous avons étudiés précédemment s'ajoute un réveil, au moins partiel, de l'activité sensorielle, qui permet d'impressionner diversement le sujet et de faire naître toute une série de phénomènes suggestifs dont nous allons nous occuper. Mais c'est pendant la phase somnambulique que les phénomènes psychiques acquièrent leur plus haut degré de développement.

a. *Suggestions par le sens musculaire.* Un des grands caractères de l'état de catalepsie hypnotique, en outre de la légèreté des membres et de leur aptitude à conserver les attitudes communiquées, consiste dans l'harmonie, dans la coordination parfaite qui préside toujours aux poses variées que l'on imprime aux sujets. Cela résulte d'une disposition nerveuse spéciale en vertu de laquelle les attitudes expressives communiquées dans cet état ont une tendance à se compléter d'elles-mêmes. Les mouvements imprimés aux diverses parties du corps, en tant qu'ils sont expressifs, sont suivis en quelque sorte fatalement de mouvements secondaires destinés à compléter l'expression primitivement ébauchée par la main de l'opérateur.

C'est ainsi que de semblables sujets peuvent être une source de renseignements précieux pour l'étude des mouvements expressifs. Les premiers exemples que nous en ayons observés l'ont été dès le début de nos recherches sur l'hypnotisme. Ils consistent dans l'influence du geste sur l'expression de la physionomie; c'est là un point sur lequel Braid avait déjà attiré l'attention. Lorsque ces attitudes sont expressives, le visage se met en harmonie avec elles et concourt à la même expression. Ainsi, une attitude tragique imprime un air dur à la physionomie, le sourcil se contracte. Au contraire, si l'on approche les deux mains ouvertes de la bouche, comme dans l'acte d'envoyer un baiser, le sourire apparaît immédiatement sur les lèvres. Dans cette circonstance, la réaction du geste sur la physionomie est très-saisissante et se produit avec la plus grande netteté. On peut ainsi varier les attitudes à l'infini. L'extase, la prière, l'humilité, la tristesse, le défi, la colère, l'effroi..., peuvent être représentés. Il est véritablement surprenant de voir avec quelle constance un simple changement dans l'attitude des mains réagit sur les traits du visage. La main ouverte est-elle tendue en avant, l'expression du visage est celle du calme et de la bienveillance, qui se transforme en sourire, si l'on vient à soulever les bras et à rapprocher l'extrémité des doigts de la bouche. Mais, sans modifier l'attitude des bras, il suffit de fermer les mains du sujet pour voir aussitôt la bienveillance faire place à la sévérité, qui devient bientôt du courroux, si, d'autre part, la fermeture du poing s'accentue.

Ces phénomènes peuvent être déterminés unilatéralement ; si un seul poing est fermé et porté en avant, la colère ne se peindra que sur la moitié correspondante de la face. De même, si une seule main étendue est approchée de la commissure labiale, le sourire sera unilatéral. Les deux attitudes différentes peuvent être imprimées simultanément à chaque côté du corps, et chaque moitié du visage réfléchira l'expression correspondante.

Nous avons eu l'idée de procéder d'une façon inverse et, au lieu d'agir sur le geste pour modifier la physionomie, nous avons recherché l'influence de la physionomie sur le geste.

Pour imprimer à la physionomie des expressions variées, nous avons eu recours à la faradisation localisée des muscles de la face, suivant les procédés employés par Duchenne (de Boulogne) dans ses études sur le mécanisme de la physionomie. Il nous faut dire que l'électrisation portée ainsi sur la face d'un sujet hypnotisé ne modifie en aucune façon l'état nerveux dans lequel il se trouve. L'état cataleptique n'est nullement interrompu par l'application électrique, tandis que, on le sait, le simple souffle sur le visage suffit pour le dissiper en un instant.

Dès nos premières expériences, nous avons vu l'attitude, le geste approprié, suivre l'expression que l'excitation électrique avait imprimée à la physionomie. Au fur et à mesure que le mouvement des traits s'accentuait, on voyait, en quelque sorte spontanément, tout le corps entrer en action et compléter par le geste l'expression du visage. Lorsque, par erreur ou tâtonnement dans le procédé opératoire l'expression de la physionomie ne s'accusait pas franchement, le geste demeurait indécis.

Une fois produit, le mouvement imprimé aux traits du visage ne s'efface pas, malgré la cessation de la cause qui l'a engendré, après qu'on a retiré les électrodes. La physionomie demeure immobilisée en catalepsie, et de même pour l'attitude et le geste qui l'ont accompagnée. Le sujet se trouve ainsi transformé en une sorte de statue expressive, modèle immobile représentant avec une vérité saisissante les expressions les plus variées et dont les artistes pourraient assurément tirer le plus grand parti.

Nous avons vu, dans les expériences relatives à l'hyperexcitabilité neuro-musculaire, la face se contracter partiellement sous l'influence de l'excitation mécanique de façon à nous permettre de répéter avec la plus grande facilité la plupart des belles expériences de Duchenne (de Boulogne) sur le rôle des muscles du visage dans l'expression des passions. Les expériences dont il s'agit sont bien plus décisives.

Par l'excitation faradique d'un muscle de la face chez un sujet cataleptique, notre action ne se borne pas simplement, comme dans les expériences de Duchenne, à en amener la contraction et les modifications des lignes du visage qui en résultent. Ce muscle contracté, par la notion qu'il envoie au cerveau de son propre mouvement par l'intermédiaire de ses nerfs centripètes, devient à son tour la cause de mouvements secondaires qui se passent, soit dans d'autres muscles de la physionomie, soit dans les muscles des membres, et dont le résultat est d'affirmer, de compléter l'expression plus ou moins nettement esquissée par le muscle directement et faradiquement excité.

C'est ainsi que nous pouvons trouver dans ces mouvements secondaires une confirmation ou une infirmation de la qualité expressive d'un muscle donné.

Nous avons pris tout naturellement pour guide les expériences de Duchenne, et nous devons dire, à la gloire de cet habile observateur, que nos recherches n'ont fait que confirmer pour la plupart les conclusions auxquelles il avait été conduit.

Les sujets sur lesquels nous avons expérimenté n'ont pas tous présenté le même développement du phénomène. Il faut ajouter que ces actes automatiques déterminés par l'influence de l'excitation portée aux centres nerveux par la voie du sens musculaire sont, comme tous les actes réflexes, susceptibles d'éducation.

Néanmoins il est des sujets chez lesquels ce mode de suggestion reste à un état rudimentaire qui, malgré la répétition des expériences, ne peut être dépassé. Il en est d'autres qui y sont complétement réfractaires. Dans un cas rudimentaire que nous avons observé, les gestes qui accompagnaient les expressions variées de la physionomie pouvaient se réduire à deux types, suivant que les passions représentées avaient le caractère gai ou triste. Dans le premier cas, les mains étaient ouvertes, dans le second les poings étaient toujours fermés.

L'intérêt capital des faits que nous venons de signaler n'est point dans ce qu'ils peuvent avoir de singulier ou d'imprévu. Il réside au contraire en ceci, qu'ils se rattachent très-étroitement au fonctionnement normal du système nerveux, et leur principal mérite est de mettre en relief, par l'état d'isolement où ils se trouvent, des faits dont il n'est pas difficile de trouver la trace à l'état normal. Les expériences d'hypnotisme dont il s'agit deviennent ainsi la plus belle démonstration du fonctionnement automatique d'une partie de l'encéphale, fonctionnement déjà étudié par les physiologistes et auquel on a donné le nom d'automatisme cérébral ou de cérébration inconsciente.

Jusqu'ici la suggestion par le sens musculaire s'est bornée à imprimer au corps un simple changement d'attitude. Mais les choses peuvent aller plus loin et le sens musculaire devient la source de mouvements automatiques parfaitement coordonnés qui exécutent l'action dont la position des membres éveille l'idée, tels que le grimper, la marche à quatre pattes, etc....

Si l'on place les membres de la malade dans l'attitude du début de l'attaque hystérique, c'est-à-dire les bras rapprochés du tronc, les poignets fléchis, le poing fermé et l'avant-bras en pronation forcée, on voit, au bout de peu d'instants, les membres se raidir davantage, la tête tourner un peu de côté, la respiration précipitée s'arrêter tout d'un coup, et l'attaque convulsive commencer par la période épileptoïde. Elle se déroulerait tout entière, si l'on ne prenait soin de l'arrêter par la compression de l'ovaire.

On peut rapprocher de ces phénomènes d'automatisme provoqués par une attitude communiquée ceux qui consistent dans l'achèvement spontané d'un mouvement dont le début a été provoqué par l'observateur. Ainsi, en rapprochant les deux mains de la malade comme pour les croiser, les doigts, à peine engagés, achèvent d'eux-mêmes le mouvement et se croisent complétement. En rapprochant du nez une des mains de la malade de façon que la base du nez se trouve saisie entre l'index et le pouce, la malade se mouche, etc... Tous ces faits sont de même ordre, et les expériences peuvent être variées de bien des façons.

b. *Suggestion par le sens de la vue.* L'œil du sujet cataleptique est fixe et

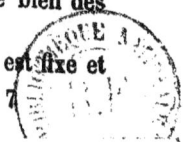

semble ne rien voir. En effet, il ne quitte pas de lui-même le point imaginaire auquel il semble attaché. Mais, si l'on vient à placer, dans l'axe du rayon visuel et à peu de distance des yeux, un objet que l'on fait légèrement osciller, on voit bientôt le regard se porter sur lui, s'y fixer au point d'en suivre tous les mouvements. Le reste du corps peut demeurer cataleptique, mais les yeux tournent en tous sens au gré de l'expérimentateur et, le plus souvent, la tête suit le mouvement. Lorsque le regard est dirigé en haut, l'expression devient riante, et l'on y voit quelquefois les signes d'une hallucination gaie; lorsque, au contraire, le regard est maintenu en bas, l'expression est sombre, et l'on surprend parfois les indices d'une hallucination terrible. Sous l'influence de l'hallucination ainsi provoquée, l'état cataleptique peut cesser complétement, la malade marche et suit l'objet sur lequel son regard est fixé, elle prend des attitudes en rapport avec l'hallucination que peuvent lui suggérer et la direction dans laquelle se trouve l'objet et les différents mouvements qu'on lui a fait subir. Mais, lorsque l'objet fixé est soustrait rapidement aux regards de la malade, l'œil reprend aussitôt sa fixité première et l'état cataleptique général revient avec tous les caractères que nous avons indiqués. Le geste de l'opérateur est servilement obéi par le sujet cataleptique. Sans opposer la moindre résistance, sur un signe du doigt, il se lève, s'assied, se couche à terre, se lève, marche, s'arrête, etc.... Lorsque l'attention du sujet cataleptique est ainsi captivée, il devient susceptible d'exécuter une série d'actes inconscients qui se produisent à la manière des réflexes, d'une façon en quelque sorte fatale, à la suite de l'excitation des différents sens.

La malade cataleptique, dont l'œil est en état de percevoir les mouvements de l'expérimentateur placé en face d'elle, les reproduit exactement. Il y a quelquefois, au commencement, un peu d'hésitation, mais il suffit de répéter le mouvement une ou deux fois, pour voir la malade transformée en un véritable automate, reproduire avec précision tous les mouvements dont l'image vient impressionner sa rétine. La malade se comporte à la façon de l'image de l'observateur réfléchie dans une glace. Cette comparaison est d'autant plus vraie que, le plus souvent, aux mouvements des membres gauches de l'expérimentateur correspondent des mouvements semblables, mais exécutés par les membres droits de la malade. Par exemple, si l'expérimentateur lève le bras droit, la malade lèvera le bras gauche, de même pour la jambe, et, si l'expérimentateur se penche à droite, la malade se penchera à gauche. En un mot, la malade est une véritable image de miroir, mais d'un miroir qui réfléchit le mouvement avec un retard fort appréciable, retard occasionné par le temps que met à parcourir l'action nerveuse, comme dans tout acte réflexe, le double chemin qui de la rétine impressionnée va d'abord au centre nerveux par la voie des nerfs de sensibilité, puis du centre nerveux aux organes du mouvement par la voie des nerfs moteurs. On peut faire exécuter ainsi à la malade les mouvements les plus variés non seulement des bras et des jambes, mais de la face et de tout le tronc, comme ouvrir et fermer la bouche, tirer la langue, frapper des mains, frapper des pieds, s'abaisser, s'accroupir, se relever, sauter, se déplacer même, marcher, etc.... Les mouvements qui sont accompagnés d'un bruit caractéristique n'ont pas besoin d'être vus pour être représentés, il suffit que le bruit soit entendu. Ainsi, l'observateur placé derrière la malade frappe-t-il des mains, celle-ci frappe aussi des mains; frappe-t-il du pied, celle-ci frappe aussi du pied; de même pour le bruit fait avec les ongles, la malade cherche à le reproduire par un mouvement analogue des doigts. Mais ces mouvements ont alors moins de précision, ils ne sont pas exécutés par le membre correspondant; à un saut complet la malade peut répondre en levant un seul pied, etc.... Nous n'avons jamais pu la faire rire ou se moucher, en riant aux éclats derrière son dos ou en nous mouchant avec bruit.

Les mouvements silencieux laissent la malade complétement impassible.

Aussitôt que la malade n'est plus en mouvement, elle retombe dans l'état cataleptique, qui persiste jusqu'à ce qu'une nouvelle excitation sensorielle vienne l'en tirer.

Le phénomène que nous venons d'étudier a été décrit pour la première fois par A. Despine père (de Marseille) sous le nom d'*imitation spéculaire*.

c. *Suggestion par le sens de l'ouïe*. Ce que nous venons de dire au sujet du rôle que joue quelquefois le sens de l'ouïe dans l'imitation des mouvements est un premier exemple de la suggestion par l'ouïe.

Ici se place le curieux phénomène de la voix d'écho observé depuis long-temps par les pathologistes et désigné sous le nom d'*écholalie*, mais qui, dans l'hypnotisme, revêt des caractères particuliers.

Nous dirons ensuite quelque mots de l'influence de la musique.

Écholalie. Ce phénomène a été observé pour la première fois chez les hypnotiques par le professeur Berger (de Breslau); il suffit de placer une main sur le front du sujet et l'autre sur la nuque, pour le transformer, suivant l'expression de l'auteur allemand, en véritable phonographe d'Edison. Toutes les paroles prononcées devant lui sont alors reproduites avec une scrupuleuse exactitude; le grec, le latin, l'hébreu, etc., les vers, la prose, sont répétés machinalement par le sujet en expérience. Éloigne-t-on la main de la nuque, le phonographe devient moins parfait; le sujet ne fait plus entendre que des sons gutturaux, puis il devient complétement silencieux, et se contente de remuer les lèvres de la même façon que celui qui parle. Mais, si l'on replace la main sur la nuque, le phonographe aussitôt se rétablit.

Influence de la musique. Un coup de gong peut modifier l'attitude cataleptique, et la musique impressionne profondément la malade au point de lui faire prendre toutes les attitudes en rapport avec les sentiments variés qu'elle exprime. Les changements se font avec une brusquerie étonnante. On voit un sujet entraîné par un air de danse se précipiter à genoux les mains jointes, le regard au ciel, si l'orchestre, sans s'interrompre, entonne un air d'église. Lorsque la musique cesse, la catalepsie revient aussitôt avec toute son intensité. De semblables phénomènes peuvent s'observer dans la période de somnambulisme. Ils ont été signalés par Braid. « De simples servantes sans éducation, dit-il, sous l'influence de cet état nerveux (l'hypnotisme), se meuvent avec la grâce et le cachet particuliers qui distinguent les danseuses de ballet les plus habiles. Personne ne peut voir des filles de basse condition subir l'influence de la musique pendant le sommeil nerveux sans reconnaître qu'à l'état de veille elles seraient incapables de se mouvoir avec l'élégance qui les caractérise pendant l'hypnotisme ».

Cette persistance de l'ouïe permet à l'observateur d'impressionner le sujet, non-seulement par des bruits variés, mais encore par des paroles dont la signification peut être la source des phénomènes les plus variés : actions inconscientes, impulsions irrésistibles, modifications des sentiments, troubles des fonctions organiques, illusions, hallucinations, etc. Nous étudierons plus loin, sous le nom de suggestion verbales, tous ces faits de suggestions dans lesquels le sens de l'ouïe n'entre pas tant comme appareil de l'audition que comme appareil du langage.

d. *Suggestion par plusieurs sens à la fois.* *Actes automatiques plus compliqués.* Dans les phénomènes d'automatisme que nous avons étudiés jusqu'ici la suggestion n'est arrivée au cerveau de l'hypnotisé que par l'intermédiaire d'un seul sens : sens musculaire, vision, audition, et l'impression sensorielle s'est immédiatement réfléchie et transformée en mouvement sans aucune participation des fonctions intellectuelles. Mais il est une autre série d'actes automatiques plus compliqués qui naissent sous des impressions sensorielles multiples et qui exigent pour leur production la mise en œuvre de la mémoire et de l'imagination.

Si l'on attire les regards de la malade cataleptique sur un objet quelconque dont l'usage est connu d'elle, on la voit, presque aussitôt, sortir de son état cataleptique pour se livrer, en quelque sorte fatalement, à l'acte pour lequel l'objet est destiné. Chez les malades [qui sont susceptibles de ce mode d'automatisme (car elles ne le sont pas toutes) l'expérience a été variée de mille manières et a toujours donné les mêmes résultats. On met successivement entre les mains de la malade, un chapeau, elle le tourne entre ses mains et le place bientôt sur sa tête; un pardessus, elle s'en revêt et le boutonne avec soin ; un verre, elle boit; un balai, aussitôt elle balaye; des pincettes, aussitôt elle s'approche du feu, retire les bûches du foyer, les y remet, etc. ; un parapluie, elle l'ouvre aussitôt et paraît sentir l'orage, car elle frissonne, etc.

Vient-on brusquement à retirer l'instrument des mains de la malade, elle redevient aussitôt cataleptique. Si, au contraire, on abandonne la malade à elle-même, le mouvement se prolonge jusqu'à ce qu'au bout de quelques instants il se ralentisse de lui-même, et finisse par s'arrêter complétement. La malade est alors spontanément redevenue cataleptique; l'objet lui tombe des mains.

e. *Suggestions verbales.* Nous avons réuni sous ce titre toutes les suggestions dont l'origine se trouve dans la signification des paroles prononcées par l'opérateur et qui exigent la participation, chez l'opéré, de l'appareil intellectuel du langage.

Ces suggestions sont des plus variées.

Nous étudierons successivement : les illusions et les hallucinations, les suggestions d'actes, les paralysies par suggestion, les suggestions post-hypnotiques.

Illusions et hallucinations. a. *Hallucinations provoquées pendant l'état cataleptique.* Pendant l'état cataleptique, la persistance de l'ouïe permet à l'observateur, non-seulement d'impressionner le sujet par des bruits variés, mais encore de faire naître par des paroles appropriées les hallucinations les plus diverses.

Ces hallucinations provoquées donnent lieu à de véritables scènes mimées et parlées, qui ressemblent beaucoup à ce qui se passe pendant la troisième période de la grande attaque hystérique, avec cette différence toutefois que, pendant l'attaque, la malade est complétement insensible à toute excitation venue du dehors, et que l'hallucination survenue spontanément suit une marche fatale qu'il n'est pas en notre pouvoir de modifier, tandis que, dans les expériences dont il s'agit, si l'insensibilité aux piqûres est également complète, les sens ne sont pas totalement abolis et l'hallucination provoquée est sous la dépendance de l'observateur, qui la dirige à son gré. Une fois dans cet état hallucinatoire, le sujet ne répond aux questions qu'on lui adresse que si elles ont quelque relation avec son hallucination. Il est, en quelque sorte, spécialisé dans un cercle restreint d'idées dont son hallucination forme le centre, et il demeure complétement inaccessible à toute suggestion qui ne s'y rattache pas plus ou moins directement.

Mais, en entrant dans l'ordre d'idées qui le domine actuellement, l'observateur devient maître absolu de son imagination qu'il conduit où bon lui semble et jusque dans le domaine de l'invraisemblable et de l'absurde. D'ailleurs, l'observateur conserve toujours le pouvoir de faire, quant il le veut, disparaître toute hallucination. Du moment où se produit l'hallucination, l'état cataleptique cesse et la malade peut exécuter tous les mouvements en rapport avec son hallucination; mais aussitôt que l'hallucination disparaît, soit spontanément, soit chassée par la parole de l'observateur, l'état cataleptique revient, immobilisant le sujet dans l'attitude qu'il avait au moment où l'image a disparu de son esprit.

Pendant que B..., par exemple, est en état cataleptique, on attire son regard et, le dirigeant à terre, on lui dit qu'elle est dans un jardin rempli de fleurs. Aussitôt l'état cataleptique cesse, elle fait un geste de surprise, sa physionomie s'anime : « Qu'elles sont belles! » dit-elle, et, se baissant, elle cueille les fleurs, en fait un bouquet, l'attache à son corsage, etc.

Pendant qu'elle se livre à sa cueillette imaginaire, on lui fait remarquer qu'une grosse limace se trouve sur la fleur qu'elle tient à la main. Elle regarde..., l'admiration fait aussitôt place au dégoût, elle rejette la fleur et s'essuie avec persistance la main à son tablier.

L'hallucination peut indifféremment intéresser tous les sens, soit simultanément, soit séparément. Nous reviendrons plus loin avec détails sur les hallucinations limitées à un seul sens. Dans la généralité des cas, à moins de suggestion contraire, l'hallucination intéresse les différents sens à la fois.

Lorsque, après avoir provoqué une hallucination, on abandonne la malade à ses propres ressources, celle-ci, suivant la richesse de son imagination, y reste confinée, ou lui fait subir des développements plus ou moins étendus. Par l'association des idées, le cercle dans lequel se meut l'activité cérébrale une fois mise en jeu par la suggestion étrangère peut s'élargir spontanément et sans nouvelle intervention de la part de l'observateur. Si l'on montre un blessé à Bar..., on la voit prendre un air de commisération, se baisser, s'agenouiller, et faire le geste de rouler une bande autour d'un membre malade.

La vue d'une troupe d'enfants lui inspire les sentiments les plus tendres, elle se mêle en quelque sorte à leurs jeux, les prend tour à tour dans ses bras et les embrasse; elle les décrit avec des cheveux blonds ou noirs et des yeux bleus. Elle les trouve tous fort gentils.

Une autre de nos malades, au contraire, lorsqu'on lui suggère cette hallucination, prend un air de mécontentement, éloigne les enfants de la main en disant que leurs jeux l'agacent et que le bruit qu'ils font lui casse les oreilles.

On dit à Bar... que M. Charcot est près d'elle. Elle le voit, en effet, s'avance vers l'hallucination et, après lui avoir souhaité le bonjour, comme elle fait d'habitude, lui tient des discours en rapport avec la préoccupation habituelle de son esprit. Elle réclame sa sortie. Depuis quelque temps, c'est la demande qu'elle ne cesse d'adresser à M. Charcot.

Il suffit de dire à Bar... : « Écoute la musique », pour qu'aussitôt le concert imaginaire se fasse entendre. Bar... paraît fort satisfaite, elle est attentive, bat la mesure de la tête et de la main. Le souvenir lui apporte la matière de l'hallucination ; un jour c'est *Mignon*, une autre fois la *Favorite*.

La vue de serpents ou du diable provoque toujours le plus vif effroi. La malade se sauve poussant des cris de terreur, et cherche à se débarrasser des étreintes imaginaires. Elle lance parfois des injures et des malédictions.

Au contraire, si on lui montre le paradis entre-ouvert sur sa tête, la Sainte Vierge, les anges et les saints..., alors son admiration ne connaît pas de bornes, sa physionomie rayonne, elle joint les mains, se jette à genoux et toute son attitude rappelle celle des extatiques. Elle laisse échapper des exclamations de joie et d'admiration et murmure des prières. En la questionnant sur ce qu'elle voit, on peut lui faire décrire sa vision en détail, les vêtements des personnages célestes, etc. Naturellement chaque malade se crée son paradis en rapport avec son degré d'instruction et la richesse de son imagination. D'ailleurs on peut le lui faire voir tel que l'observateur le désire ; elle suit avec beaucoup d'intérêt la description qu'on lui en donne et transforme immédiatement en une série d'images le simple récit qu'on lui fait ; son aveugle crédulité ne s'arrête point devant les invraisemblances.

D'ordinaire, l'hallucination provoquée disparaît avec la même facilité et par le même procédé qu'elle a été suggérée. Il suffit de dire à la malade que tout a disparu, qu'il n'y a plus rien, ou quelque chose d'analogue, pour qu'aussitôt toute expression disparaisse de la physionomie et pour que le corps, reprenant son attitude immobile, présente de nouveau tous les caractères de la catalepsie. C'est ainsi qu'au gré de l'expérimentateur on voit se succéder et se remplacer tour à tour l'hallucination avec l'attitude ou le mouvement qui la traduit, et l'état cataleptique avec absence complète d'impression psychique.

Un point important à signaler ici, c'est que la personnalité de l'observateur n'est absolument pour rien dans la naissance ou la disparition de ces singuliers phénomènes. La malade, absolument passive, est impressionnée de la même façon par la parole de qui que soit. Née à la voix d'un observateur, l'hallucination peut continuer et se modifier sous l'influence d'un autre, elle peut disparaître au commandement d'un troisième. L'influence spéciale d'un seul individu, dont il existe des exemples et que nous avons nous-mêmes rencontrée sous une certaine forme dans l'état de somnambulisme, n'existe pas ici.

Abandonnée à elle-même, l'hallucination provoquée finit par s'effacer par degré et disparaît spontanément, laissant toujours la malade en état cataleptique.

Pendant que la malade, dominée par une hallucination, se livre à une mimique pleine d'expression, l'occlusion d'un de ses yeux immobilise le côté correspondant du corps dont les muscles deviennent hyperexcitables (la malade est hémiléthargique de ce côté), mais l'hallucination persiste au même degré, et les mouvements en rapport avec elle ne se passent plus que d'un seul côté, du côté qui correspond à l'œil demeuré ouvert. Si c'est l'œil gauche qui est fermé, la malade n'interrompt pas son discours et répond aux questions qu'on lui adresse, mais, si c'est l'œil droit, la parole est supprimée à l'instant même.

Au point de vue du réveil provoqué pendant l'état cataleptique, et pendant cet autre état nerveux que l'on peut appeler l'état hallucinatoire, une différence existe. Dans l'état cataleptique simple, un souffle léger sur le visage suffit pour faire complétement revenir à elle la malade et ramener la connaissance ; quand il y a hallucination, le souffle sur le visage demeure parfois complétement inefficace, il faut avoir recours à des moyens plus puissants pour réveiller la malade, à la compression ovarienne, par exemple.

b. Hallucinations provoquées pendant la phase somnambulique. Les hallucinations que nous venons de décrire ont été observées pendant l'état cataleptique de l'hypnotisme. Elles offrent ceci de particulier qu'elles alternent avec l'état cataleptique des membres. Sous leur influence, l'état cataleptique cesse immédiatement, laissant à la malade toute la liberté de ses mouvements, mais, aussitôt que l'hallucination est dissipée, l'état cataleptique reparaît, immobilisant le sujet dans sa dernière attitude.

Mais les illusions et hallucinations provoquées existent également dans la période somnambulique et, à dire vrai, la part faite des variétés individuelles, elles ne diffèrent guère en elles-mêmes dans l'un et dans l'autre état.

Si, poussant plus loin l'analyse, nous recherchons cependant quel cachet particulier imprime aux hallucinations la phase de l'hypnotisme pendant laquelle elles se produisent, nous relevons les caractères suivants :

Pendant l'état de somnambulisme, les hallucinations sont en quelque sorte moins fatales, la malade raisonne son hallucination tout en y apportant, il est vrai, la plus entière croyance. Tandis que, pendant l'état cataleptique, la malade est absorbée dans son hallucination au point de demeurer insensible à toute idée suggérée qui, à un degré quelconque, ne se rapporte pas au sujet de l'hallucination, pendant le somnambulisme, la malade, tout en conservant son hallucination, est susceptible, en général, de recevoir d'autres impressions et de répondre à des questions complétement étrangères au sujet qui l'occupe.

Enfin, le caractère clinique le plus saillant, consiste dans l'espèce de balancement qui, pendant la phase cataleptique, se produit entre l'hallucination et l'immobilité cataleptique des membres, tandis que, dans la phase somnambulique, l'hallucination qui disparaît n'occasionne rien de semblable et laisse le sujet parfaitement libre de ses mouvements.

Les illusions et les hallucinations provoquées pendant cet état de somnambulisme persistent quelquefois pendant un certain temps après le réveil de la malade, se rapprochant en cela de la contracture qui survit à l'état léthargique pendant lequel elle a été provoquée. L'état dans lequel se trouvent alors les malades se rapproche beaucoup de ce qui a lieu dans la quatrième période de la grande attaque. Il existe là comme une période de transition pendant laquelle l'hallucination et la perception exacte, la raison et l'erreur, se confondent. Cette persistance après le réveil qui survient dans quelques cas spontanément et sans que l'expérimentateur l'ait recherchée peut devenir elle-même l'objet de la suggestion. Et, si l'observateur suggère au sujet somnambulisé qu'il continuera à voir après son réveil tel objet imaginaire, l'effet est certain. L'image hallucinatoire survit au sommeil et ne perd aucun de ses caractères. Il y a plus même, l'hallucination ne se produira qu'après le réveil et à un moment donné, si la suggestion est formulée dans ce sens pendant l'état de somnambulisme. Nous reviendrons plus loin sur ces faits d'un grand intérêt.

Ce qui précède suffit pour donner la physionomie générale des hallucinations qu'il est possible de provoquer pendant la période cataleptique ou somnambulique de l'hypnotisme.

Mais il y a là matière à des études plus approfondies et les observateurs, dans un but d'investigation soit physiologique, soit philosophique, se sont plu à multiplier les expériences en variant les conditions de l'expérimentation. C'est là, en effet, un des côtés si nombreux d'ailleurs par lesquels l'hypnotisme se présente comme un précieux moyen de recherches dont les résultats acquièrent — avec cette différence qu'elles portent sur le fonctionnement du cerveau humain lui-même — la valeur des expériences des vivisecteurs.

Mais on comprendra que nous ne puissions entrer ici dans l'exposé des nombreuses expériences qui ont été faites. Nous préférons renvoyer le lecteur aux ouvrages spéciaux.

c. Hallucinations unilatérales. L'hallucination provoquée pendant l'hypnotisme est spontanément bilatérale. Elle intéresse également les organes des sens homologues symétriquement placés. Lorsque, chez un sujet cataleptique ou somnambulique sous le coup d'une hallucination, nous venons, en produisant l'hémiléthargie par l'occlusion d'un seul œil, à plonger une moitié du corps dans l'anéantissement léthargique, l'hallucination n'en persiste pas moins. Que l'hémiléthargie soit produite à droite ou à gauche, peu importe, dans la généralité des cas. Ce fait que nous avons signalé depuis longtemps démontre l'indépendance fonctionnelle des deux hémisphères cérébraux en même temps que leur suppléance mutuelle, au moins dans certaines circonstances données et pour un certain ordre de faits. Nous voyons en effet, dans le cours d'une même expérience, une même hallucination persister dans son ensemble malgré la suppression — en vertu de l'assoupissement léthargique — de l'un ou l'autre hémisphère, chaque moitié du cerveau mettant alors en jeu, pour l'interprétation et la traduction objectives de cette hallucination, la moitié du corps — organes de sensibilité et de mouvement — qu'elle tient sous sa dépendance, mais, dans l'hallucination hypnotique, l'unilatéralité peut exister du fait même de la suggestion. C'est ainsi que l'on peut suggérer une vision qui ne sera perçue que par un seul œil : par exemple, un bruit, des paroles qui ne seront entendues que d'une oreille seule, etc., tandis que l'organe du côté opposé conserve sa sensibilité normale. On peut encore suggérer une hallucination d'un côté, tandis que l'on supprime complétement la vue ou l'ouïe du côté opposé, en inculquant en même temps l'idée de cécité, de surdité unilatérale. Enfin, M. Dumont-Pallier a montré qu'on pouvait provoquer des illusions ou des hallucinations simultanément doubles pour le même appareil sensoriel bilatéral ou pour deux appareils sensoriels différents. Comme cela a lieu dans les expériences de suggestion unilatérale, les illusions et les hallucinations étaient accompagnées d'une expression différente de chaque côté du visage, en rapport avec leur nature.

La suggestion verbale qui peut troubler la perception externe, ainsi que nous l'avons vu dans les expériences précédentes, peut également provoquer des illusions ou hallucinations des sensations internes ou viscérales. Elle fait naître aussi des mouvements dans les muscles qui sont en dehors du domaine de la volonté. Voici quelques exemples : Nous asseyons B... à une table, que nous lui disons être richement servie. Nous l'engageons à boire des vins délicieux. Elle fait le geste de verser du vin dans un verre et de porter ce der-

nier à ses lèvres. Elle trouve le vin exquis. Nous l'exhortons à boire encore :
« J'ai peur de me faire mal », dit-elle. Nous la rassurons, et les rasades se
suivent. Bientôt nous lui disons qu'elle est grise. En effet, elle se lève et chan-
celle, elle marche comme une femme ivre et porte la main à son estomac avec
un air de souffrance. Il nous est possible de provoquer de véritables nausées,
en lui disant qu'elle a mal au cœur et qu'elle vomit. Elle paraît même tellement souffrir que nous n'osons prolonger cette scène. Il suffit alors de lui
affirmer qu'elle est guérie, qu'elle n'a plus rien, pour faire tout cesser à
l'instant.

Nous disons à Bar... qu'elle est sur le haut d'une tour. Elle en paraît fort
contente, elle regarde en bas, décrit le panorama de la ville qui se déroule à
ses pieds, etc. On lui demande si elle n'a pas peur. Elle répond non. Mais nous
lui faisons remarquer que la balustrade manque, que son pied est tout près
du bord et qu'elle va avoir le vertige. Alors elle commence à se troubler,
regarde autour d'elle avec inquiétude, et il suffit de lui affirmer qu'elle a le
vertige, pour qu'aussitôt elle se couvre les yeux avec les bras et se laisse tomber
à la renverse.

Nous essayons de pousser encore plus loin l'expérience. Nous avons déjà vu
que, pendant l'état cataleptique, il suffit de placer les bras de la malade
dans l'attitude du début de l'attaque pour que celle-ci suive aussitôt. Maintenant nous entreprenons de lui affirmer simplement qu'elle a son attaque. Il y a
un moment de stupeur et d'hésitation, mais, au bout de quelques secondes, une
véritable attaque hystéro-épileptique se déclare, que nous arrêtons par la compression ovarienne. Cette expérience répétée bien des fois a toujours donné les
mêmes résultats.

Cette malade, pendant l'état de veille, ne peut, par sa volonté seule, provoquer
une attaque, mais l'expérience que nous venons de raconter n'en montre pas
moins toute l'influence que, dans certaines conditions, une simple impression
psychique peut exercer sur des phénomènes purement somatiques. Car ici il y a
bien impression psychique ; un bruit quelconque arrivant aux oreilles, des
paroles qui ont un autre sens, la même phrase en langue étrangère, n'ont, en
aucune façon, la vertu de déterminer l'attaque. Il faut que les mots aient un
sens et, que ce sens soit compris par la malade. Alors l'impression psychique
existe et, si les mots signifient qu'elle doit avoir son attaque, immédiatement
l'attaque a lieu.

L'hallucination peut porter sur la substance même du sujet en expérience
qui, suivant le gré de l'expérimentateur, se croit en verre, en cire, en caoutchouc, etc. On voit alors se développer, comme chez certains aliénés, un délire
systématisé en rapport avec la nature de la suggestion. Si la malade se croit en
verre, on la voit ne remuer qu'avec des précautions infinies, de peur de se bri-
ser, etc. La malade peut être également transformée en oiseau, en chien, etc.,
et on la voit s'exercer alors à reproduire les allures de ces animaux. Elle parle
cependant et répond aux questions qu'on lui adresse, sans paraître s'aper-
cevoir de ce qu'il y a de contradictoire dans ce fait d'un animal qui se sert du
langage humain. Et cependant la malade affirme parfaitement voir et sentir son
bec et ses plumes, ou son museau et son poil, etc. Des expériences encore plus
intéressantes, surtout au point de vue psychologique, consistent dans le changement de personnalité.

Un sujet, sous l'influence d'une suggestion verbale, peut se croire M. X. ou Y.

Il perd alors la notion de tout ce qui concourt à former sa propre personnalité et crée, à l'aide de ses souvenirs, la personnalité nouvelle qui lui est imposée. M. Ch. Richet en a cité de bien curieux exemples qu'il distingue sous le nom d'*objectivation des types*, parce que 'le sujet, au lieu de concevoir un type comme chacun peut le faire, le réalise et l'objective.

Ce n'est plus seulement à la façon de l'halluciné qui assiste en spectateur à des images se déroulant devant lui ; c'est comme un acteur qui, pris de folie, s'imaginerait que le drame qu'il joue est une réalité, non une fiction, et qu'il a été transformé, de corps et d'âme, dans le personnage qu'il est chargé de jouer.

d. Suggestions d'actes. Nous avons vu, dans les expériences précédentes, l'acte, le mouvement, succéder par voix réflexe à une excitation sensorielle. Ce que nous avons décrit sous le nom d'hyperexcitabilité neuro-musculaire représente l'acte automatique dans la plus grande simplicité. C'est un réflexe dans lequel l'arc diastaltique est élémentaire.

Les faits de suggestion par le sens musculaire sont également des réflexes, mais d'un ordre beaucoup plus élevé. Il en est de même de toutes les expériences d'automatisme.

L'hallucination, provoquée en vertu des associations formées par l'habitude entre les éléments nerveux de divers ordres entraîne la production de certains mouvements qui, sans cesser d'appartenir à la catégorie des réflexes, sont d'ordre encore plus complexe.

Lorsque nous donnons l'hallucination d'un oiseau, par exemple, la malade pourra se livrer à une mimique qui consistera à le caresser, à l'embrasser, à le faire poser d'un doigt sur l'autre, etc. ; les mouvements parfaitement coordonnés sont purement automatiques et la conséquence de l'image hallucinatoire suggérée.

Enfin le mouvement chez un sujet hypnotisé peut être provoqué directement, par le simple commandement, sans perdre son caractère réflexe et automatique. L'hypnotisé devient alors véritablement la chose de l'expérimentateur. Un mot suffit, et il s'assied, se lève, marche, écrit, etc. Il peut accomplir des actes beaucoup plus compliqués, dont l'un de nous a fait récemment ressortir toute l'importance au point de vue médico-légal.

M. Féré fait remarquer avec beaucoup de raison que l'acte est accompli avec d'autant plus de rapidité et d'énergie que la suggestion a été donnée avec plus d'autorité.

« Lorsque le commandement, dit-il, a été fait doucement, mollement, l'hypnotique se trouve, au 'réveil, dans un état d'esprit très-intéressant à étudier. On la voit inquiète, obsédée par l'idée fixe d'accomplir un acte ridicule ou dégoûtant, d'aller embrasser un crâne, par exemple ; elle hésite longtemps, quelquefois même elle exprime son hésitation. « Je suis donc folle ! j'ai envie d'aller embrasser ce crâne. C'est absurde, je voudrais ne pas y aller, mais je sens que je ne résisterai pas, etc. ». Le fait est qu'elle y va ».

Ces faits montrent, ajoute le même auteur, que l'hypnotique peut, expérimentalement au moins, devenir un instrument de crime d'une effrayante précision et d'autant plus terrible que, immédiatement après l'accomplissement de l'acte, tout est oublié : l'impulsion, le sommeil et celui qui l'a provoqué.

L'hypnotique est donc bien dans ce sens le sujet de l'expérimentateur, et sa responsabilité morale est nulle.

Il nous faut noter cependant que cette obéissance passive peut souffrir quelques exceptions. Une somnambule peut se refuser à accomplir certains actes pendant que, pour le reste, elle n'oppose aucune résistance. Du reste, l'automatisme chez la somnambule est loin d'être aussi parfait que chez la cataleptique. La somnambule oppose souvent une certaine résistance à la suggestion. Elle discute, elle demande le motif, elle dit non. Le plus souvent ce pouvoir de résistance est faible.

L'expérimentateur en a facilement raison, mais quelquefois cette résistance ne peut être vaincue. M. Féré en cite un exemple intéressant :

« Une de nos malades avait conçu une affection très-vive pour un homme, elle avait eu beaucoup à en souffrir, mais sa passion n'était pas éteinte. Si on évoquait la présence de cet homme, elle donnait immédiatement des signes d'une grande affliction ; elle voulait fuir, mais il était impossible de lui faire consentir à un acte quelconque qui aurait pu être nuisible à celui dont elle avait été la victime ; elle obéissait à tout autre ordre d'une manière automatique ». En somme, fait remarquer avec justesse M. Féré, la réaction individuelle, la volonté n'est pas complétement abolie ; l'hypnotique paraît conserver son identité morale pour les actes habituellement et énergiquement voulus ; elle est complétement supprimée dans les autres circonstances.

e. Paralysies psychiques. On peut, par suggestion, modifier l'état de la motilité chez les sujets hypnotisés, et, à volonté, produire des paralysies des membres plus ou moins étendues. Ces paralysies, suivant le gré de l'observateur, sont flasques, ou avec rigidité musculaire plus ou moins grande. M. Charcot a, de plus, montré qu'elles pouvaient être obtenues chez les sujets hypnotisables en dehors de tout état hypnotique. Cette question a fait également l'objet d'une intéressante communication de M. Bottey à la Société de biologie (1884). Nous-mêmes, vers la même époque, avons fait une communication sur ce sujet à la même Société.

Tous ces faits de paralysies psychiques expérimentales viennent corroborer et éclairer l'histoire encore confuse des troubles de la motilité survenant chez des sujets sains ou tout au moins paraissant l'être, et en particulier de cette forme de paralysie décrite par Russel Reynolds en 1869, paralysie suggestive, « dependant on idea », suivant l'expression de l'auteur anglais, et dont l'existence était confirmée par Erb en 1878.

Mais il semble, ainsi que l'a fait remarquer M. Charcot, que tous les auteurs qui ont étudié les paralysies suggestives soit spontanées, soit produites expérimentalement, aient eu pour but unique de rechercher les conditions nécessaires à leur production. Ils ont, en effet, complétement laissé dans l'ombre les phénomènes cliniques qui ont pour siége le membre paralysé.

Suivant la méthode préconisée depuis longtemps par M. Charcot notre but a été tout autre et, une fois la paralysie produite, nous avons recherché avec soin quels étaient les signes qui pouvaient permettre d'en affirmer l'existence et la différencier, si possible, des autres paralysies dites organiques.

Les paralysies suggestives expérimentales peuvent être produites dans la période somnambulique ou cataleptique de l'hypnotisme ; persister à l'état de veille chez les individus hypnotisables ; être suggérées à l'état de veille chez ces mêmes sujets hypnotisables hystériques ou non ; être suggérées à l'état de veille chez les sujets non hypnotisables. Elles peuvent, en outre, affecter, sous l'influence de la suggestion, deux modalités différentes entre lesquelles se placent tous les intermédiaires possibles : le membre peut être flasque ou contracturé. Il importe de bien préciser le mode suivant lequel la suggestion a été pratiquée dans toutes nos expériences. Nous avons toujours fait en sorte de nous adresser exclusivement aux fonctions motrices en disant : « Vous ne pouvez plus remuer votre bras, il est inerte et retombe le long du corps, il est paralysé ». Puis nous avons recherché les signes cliniques offerts par le membre atteint de paralysie comme on fait dans la pratique ordinaire, en présence d'un membre semblablement atteint. Nous avons alors constaté un ensemble de signes de la plus haute importance que nous résumerons ainsi qu'il suit :

1° *Abolition complète de la motilité.* Le sujet est dans l'impossibilité d'exécuter le moindre mouvement. Flaccidité complète. Le membre soulevé est lourd et retombe comme une masse inerte.

2° *Perte de la sensibilité cutanée.* Le membre paralysé ne sent plus les piqûres d'épingle.

3° Le *sens musculaire* est également aboli. L'excitation électrique n'est plus sentie et le sujet en expérience est incapable, les yeux étant fermés, de retrouver, par exemple, avec sa main libre, son autre main paralysée.

4° Exagération considérable des réflexes tendineux, facilement constatable par les procédés de recherche les plus élémentaires. A cet égard, les tracés obtenus, par comparaison, avec le myographe de Marey sont des plus instructifs. Après avoir pris le tracé du réflexe rotulien (le myographe étant placé sur le droit antérieur de la cuisse) chez un sujet à l'état de veille et pendant la période somnambulique de l'hypnotisme, le membre n'étant pas paralysé, on reproduit, sans changer le tambour myographique de place, le tracé du réflexe dans l'état même de paralysie par suggestion. On voit alors que la hauteur de la secousse est beaucoup plus considérable et que, pour ce qui est du réflexe rotulien, le nombre des secousses, l'excitation restant la même, est, en moyenne, triplé.

5° Comme corollaire, il existe de la trépidation spinale, toujours plus appréciable au membre inférieur, mais qu'on peut également obtenir dans le membre supérieur par l'extension forcée de la main. Les tracés myographiques ne diffèrent pas, à cet égard, de ceux qu'on obtient dans les cas de paralysies organiques.

6° Nous avons entrepris quelques expériences relatives à la forme de la secousse musculaire (électricité faradique, 10 degrés, Du Bois Raymond) à l'aide de la méthode graphique de Marey. Il nous a été donné de constater que, pendant la période paralytique, la hauteur de la secousse augmentait pour diminuer avec le retour des mouvements volontaires. Dans quelques cas, en outre de l'augmentation de la hauteur de la secousse, nous avons vu la ligne de descente interrompue et prolongée simuler un tétanos complet. La secousse galvanique, étudiée par les mêmes procédés d'enregistrement, nous a fourni des résultats analogues et encore plus satisfaisants et démonstratifs.

7° Troubles vaso-moteurs. Sensation de froid subjective et objective dans le membre paralysé. Zone de rougeur diffuse autour de la plus légère piqûre d'épingle.

On a pu remarquer, dans l'étude qui précède, que notre préoccupation constante a été de rechercher avec soin les signes cliniques des nouveaux états produits sous l'influence de la suggestion, paralysies ou contractures. Pour ce qui est des paralysies en particulier, nous avons constamment rencontré un ensemble de signes somatiques dont l'importance ne saurait échapper. Leur constatation régulière nous met à l'abri de tout soupçon de simulation. Elle montre avec une évidence indiscutable l'action du moral sur le physique, en prouvant qu'une influence psychique peut faire naître dans les centres nerveux cérébro-médullaires des modifications organiques non douteuses et qui se traduisent au dehors par des signes cliniques pour ainsi dire grossiers. Il nous semble que ces faits ont une grande portée. Ils sont destinés à éclairer tout le grand groupe des maladies dites d'imagination et à donner un corps à un ensemble de faits analogues, jusque-là insaisissables, parce que la preuve matérielle faisait défaut.

Il est donc d'un intérêt secondaire que les signes cliniques que nous avons relevés ne soient pas constants et manquent dans des cas de paralysies psychiques expérimentales observés par d'autres auteurs. Il suffirait que ces signes se soient présentés avec netteté dans un seul cas pour garder toute leur importance. Mais nous ajouterons que nous les avons observés très-nettement chez un très-grand nombre de sujets.

Il importe toutefois de faire observer que, malgré la similitude des résultats que nous avons observés, nous sommes loin d'affirmer la constance et l'universalité des symptômes que nous avons décrits. Ce serait là une assertion singulièrement hasardeuse.

De même que la symptomatologie des paralysies hystériques vulgaires est variable, et qu'à côté des cas les plus fréquents qui s'accompagnent d'exaltation des réflexes tendineux et d'anesthésie cutanée et musculaire nous en rencontrons d'autres dans lesquels les réflexes tendineux sont abolis, ou la sensibilité reste intacte dans ses divers modes, de même la symptomatologie des paralysies suggestives expérimentales doit varier suivant l'état de réceptivité du sujet. En outre, le mode spécial de la suggestion qui tient également sous sa dépendance les phénomènes de sensibilité peut être encore une cause de variations au gré de l'expérimentateur. Nous rappellerons, à ce propos, que dans toutes nos expériences la suggestion a toujours porté exclusivement sur la motilité ; les troubles de la sensibilité ne s'y sont surajoutés que spontanément en quelque sorte, par le seul fait du processus morbide artificiel. Certes, il ne viendra jamais à l'idée de personne de compter parmi les signes d'une paralysie suggestive, par exemple, des troubles de sensibilité qui occuperaient, il est vrai, le même membre, mais qui auraient leur origine dans une suggestion spéciale.

Suggestions inhibitoires. Hallucinations négatives. Nous avons vu jusqu'ici la suggestion jeter le trouble dans l'activité sensorielle au point de dénaturer les sensations (illusions), ou de les faire naître de toutes pièces en l'absence de tout objet extérieur (hallucinations). Il y a plus encore, et la suggestion peut agir en sens inverse, c'est-à-dire supprimer partiellement ou complétement l'action des sens. C'est ainsi qu'il suffit de dire à un sujet qu'il est privé de la vue pour qu'aussitôt il ne distingue plus rien des objets qui l'environnent et devienne aveugle jusqu'au moment où il plaira à l'observateur de lui rendre, par une suggestion contraire, la faculté de voir. Il en est de même pour tous les autres sens.

Au lieu d'être générale, la suppression de l'activité sensorielle peut être spécialisée, c'est-à-dire en rapport avec la perception d'un objet déterminé.

C'est ainsi, qu'à la volonté de l'observateur, le sujet ne verra plus tel objet, distinguant parfaitement tout le reste, n'entendra plus tel bruit, percevant très-bien tout autre son qui viendra frapper son oreille, etc.

Les personnes comme les objets peuvent être prises pour but de ces sortes de suggestions. L'inhibition qui en est la conséquence peut, suivant les circonstances, intéresser un seul sens ou tous les sens à la fois. En disant à un somnambule, par exemple : « Tu ne verras plus M. X... », il peut l'entendre, tout en persistant à ne pas le voir; d'ailleurs l'expérimentateur peut toujours, à son gré, supprimer toutes les images sensorielles relatives à un objet que, malgré sa présence réelle, il ne peut alors ni voir, ni entendre, etc. En réalité, cet objet n'existe plus pour lui.

f. Phénomènes d'amnésie provoquée.   Nous avons vu qu'un certain nombre des expériences qui précèdent supposent la suppression momentanée du champ de la conscience, de certaines notions conservées dans la mémoire. Ce sont là, en somme, des phénomènes secondaires d'amnésie qui sont venus s'adjoindre à titre d'accompagnement ou de conséquences plus ou moins nécessaires aux troubles psychiques variés directement provoqués.

Mais l'amnésie peut apparaître isolément et la suggestion verbale peut effacer, du moins momentanément, tout ou partie seulement des impressions durables qui composent la mémoire. Si nous prenions la mémoire dans son acception la plus large et aussi la plus vraie, au sens biologique, nous verrions qu'un très grand nombre de phénomènes hypnotiques pourraient être rattachés aux troubles de la mémoire. Mais nous ne considérons ici que ce qu'on est convenu d'appeler la mémoire psychique. L'expérience qui consiste à faire oublier au sujet somnambulique un mot, son nom, par exemple, est aujourd'hui banale. L'amnésie peut aussi porter isolément sur les différentes formes de la mémoire, la mémoire des mots, la mémoire des chiffres, la mémoire des faits relatifs à un événement déterminé, etc., ou bien sur toutes ces mémoires à la fois.

A vrai dire, dans tous ces cas, il ne saurait être question d'une suppression réelle des modifications intimes apportées aux éléments nerveux et qui sont comme le fond de la mémoire. La suggestion ne détruit pas. Elle s'adresse plus particulièrement à cette partie de la mémoire en dehors de laquelle la mémoire peut bien exister en elle-même, mais sans laquelle cette mémoire ne saurait exister pour elle-même et qu'on a appelée la faculté de réviviscence.

g. Suggestions post-hypnotiques.   Les impulsions suggérées pendant le sommeil peuvent avoir leur effet immédiat, ou, même après le réveil, au bout d'un temps plus ou moins prolongé, sans rien perdre pour cela de leur fatalité.

Revenant à eux, les sujets exécutent l'ordre donné à l'heure dite, au jour prescrit. Si on leur demande alors la raison de leur conduite, ils déclarent, d'ordinaire, qu'ils ne savent pas pourquoi ils agissent ainsi. Mais il n'est pas rare de les voir alléguer des motifs spécieux pour expliquer leur conduite, pour justifier un acte qu'elles s'imaginent spontané, mais qui, en réalité, a été imposé et dont la raison réside dans la volonté d'autrui.

M. Ch. Richet a cité des faits de ce genre très-caractéristiques dans lesquels la suggestion produisit son effet à dix jours de distance.

M. Bernheim et M. Liégois signalent des exemples de suggestions données pendant le sommeil qui n'avaient leur effet qu'un mois après.

F. *Hypnotisme unilatéral.*   Nous rappellerons ici que chacun des différents états nerveux peut, à l'aide de manœuvres spéciales, être localisé à une moitié du corps, l'autre moitié demeurant sous un autre régime.

Braid avait déjà montré qu'en soufflant sur un seul œil on faisait cesser le sommeil hypnotique d'un seul côté du corps, du côté correspondant. Dès le début des recherches de la Salpêtrière, l'hémiléthargie et l'hémicatalepsie étaient signalées pour la première fois, en 1878, par un externe du service M. Descourtis.

Depuis, nous avons montré que les illusions ou hallucinations provoquées pouvaient être également localisées à un côté du corps, l'autre côté demeurant léthargique.

Nous avons montré aussi l'existence de l'hémisomnambulisme coïncidant avec l'hémiléthargie.

M. Dumont-Pallier a montré, en outre, que la division du sujet pouvait s'opérer en deux moitiés sus et sous-ombilicales et qu'il pouvait y avoir somnambulisme, catalepsie, léthargie, alternes, etc.

G. *Du transfert dans l'hypnotisme.* Le transfert des troubles spontanés de l'hystérie (modifications unilatérales de la sensibilité ou de la motilité) est démontré depuis les premières recherches sur l'action des œsthésiogènes. L'un de nous, avec M. Charcot, a montré que la contracture hypnotique provoquée était susceptible de transfert, soit avant, soit après le réveil.

MM. Binet et Féré ont soumis au transfert la plupart des phénomènes hypnotiques, tant psychiques que somatiques, et sont arrivés aux résultats les plus curieux et les plus féconds en déductions intéressantes, tant au point de vue physiologique qu'au point de vue de la psychologie.

Les divers états hypnotiques localisés à un seul côté du corps, hémiléthargie, hémicatalepsie, hémisomnambulisme, sont susceptibles d'être transférés par l'action de l'aimant, d'un côté à l'autre du corps.

Par exemple, une hypnotique étant hémiléthargique à droite et hémicataleptique à gauche, si nous appliquons un aimant à quelques centimètres du bras droit, nous voyons, au bout de deux minutes, la main droite agitée d'un léger tremblement, puis prenant graduellement la consistance des membres cataleptiques, et se plaçant peu à peu dans la position qu'occupait le bras gauche. Ce dernier, après avoir été animé de tremblements plus violents qui ont cessé tout à coup, comme un accès d'épilepsie partielle, pour laisser la main flasque, a pris tous les caractères de la léthargie. Le transfert de l'hémiléthargie et de l'hémicatalepsie est complet, sauf sur un point; l'œil est resté ouvert du côté devenu léthargique et fermé du côté droit devenu cataleptique.

L'hémisomnambulisme associé, soit à l'hémiléthargie, soit à l'hémicatalepsie, est également susceptible de transfert tout comme ces deux derniers états associés.

Dans la catalepsie, l'aimant peut opérer le transfert des attitudes.

L'aimant a la même action sur les phénomènes unilatéraux du somnambulisme, dont le transfert peut avoir lieu soit avant, soit après le réveil, s'il s'agit de suggestions persistantes : paralysies par suggestion, spasmes localisés, mouvements impulsifs suggérés, anesthésies sensitives et sensorielles, dysesthésies, hallucinations, etc.

Une circonstance à noter, c'est que le transfert des phénomènes localisés : attitude d'un membre dans la catalepsie, paralysie, hallucination, etc., s'accompagne d'une douleur de tête localisée, débutant en général du côté de l'aimant, puis passant dans le point symétrique du côté opposé. MM. Binet et Féré ont pu s'assurer que la douleur de transfert répond, dans la plupart des cas, aux centres corticaux que les recherches physiologiques et anatomo-cliniques ont mis en rapport avec certaines fonctions.

Nous renvoyons le lecteur à l'article récemment publié par ces auteurs dans la *Revue philosophique*, où l'on trouvera très-méthodiquement et très-ingénieusement exposées quelques-unes des déductions auxquelles peuvent donner lieu les expériences de transfert des phénomènes psychiques.

Mais, avant d'en terminer avec ces phénomènes du transfert, nous devons résumer les recherches toutes nouvelles de M. Babinski, que nous n'avons encore pu contrôler.

On sait, avons-nous dit, que, sous l'influence de l'application de métaux ou bien encore de l'aimant, on peut voir chez certains sujets quelques manifestations de l'hystérie, telles que l'anesthésie sensitive et sensorielle, les paralysies, les contractures, les arthralgies, lorsqu'elles sont limitées à un côté du corps, disparaître de ce côté et apparaître du côté opposé. C'est là le phénomène du *transfert* constaté en 1876 par la Commission de la Société de biologie, à l'occasion d'un fait remarqué par M. Gellé dans la mensuration qu'il faisait de la distance de l'audition distincte pendant l'application des métaux. Souvent ce transfert d'un côté à l'autre du corps recommence en quelque sorte spontanément, sans nouvelle application métallique, et se répète un certain nombre de fois de suite. Ce phénomène a été indiqué pour la première fois par MM. Charcot et P. Richer, qui lui ont donné le nom d'*oscillations consécutives*.

Des recherches nouvelles faites par M. Babinski, ancien chef de clinique à la Salpêtrière, dans le service de M. Charcot, auraient montré que deux sujets peuvent jouer au point de vue du transfert, l'un par rapport à l'autre, un rôle analogue à celui que joue chez un seul sujet un côté du corps par rapport au côté opposé[1].

Dans ces expériences les malades sont placés dans la situation assise, tournés dos à dos. Il n'est pas nécessaire qu'il y ait contact entre eux, mais, s'il y a contact, le transfert est plus rapide que lorsque les malades sont à une certaine distance l'un de l'autre. Ces expériences doivent être divisées en trois catégories.

A la *première catégorie* appartiennent des expériences qui ont porté sur deux jeunes filles hystéro-épileptiques ayant chacune une hémianesthésie sensitivo-sensorielle, toutes deux sujettes à des attaques d'hystéro-épilepsie et présentant au complet les phénomènes du grand hypnotisme, tels que nous les avons décrits.

Voici les diverses expériences qui ont été faites sur ces deux malades et qui, toutes, auraient été répétées un grand nombre de fois.

On les met en rapport l'une avec l'autre, comme il a été dit plus haut, et on place un aimant à côté de l'une d'elles. On observe alors qu'une des deux malades, d'hémianesthésique, devient, au bout de quelques instants, anesthésique totale; en même temps, l'autre malade recouvre la sensibilité dans son côté anesthésié tout en la conservant dans le côté opposé. Puis un nouveau transfert s'opère, même si l'on éloigne l'aimant; la première malade devenue anesthésique totale recouvre la sensibilité dans toute l'étendue de son corps et

---

[1] M. Babinski a fait sur ce sujet deux communications, l'une à la Société de psychologie physiologique (séance du 25 octobre 1886), qui a été publiée dans le numéro du 20 novembre 1886 du *Progrès médical*, l'autre à la Société de biologie (séance du 6 novembre 1886).

la seconde malade devient à son tour anesthésique totale ; il se fait ainsi une série d'oscillations consécutives. Lorsqu'on éloigne les deux malades l'une de l'autre, elles reviennent très-rapidement à l'état qu'elles présentaient avant l'expérience, c'est-à-dire qu'elles redeviennent toutes deux hémianesthésiques.

On produit chez ces malades, tantôt chez l'une, tantôt chez l'autre, des para-lysies soit flasques, soit avec contracture, des monoplégies brachiales, des mono-plégies crurales, des hémiplégies, des paraplégies, les unes flasques, les autres spasmodiques. La malade paralysée est mise alors en contact avec sa compagne, près de laquelle on place l'aimant. Au bout de quelques instants, le transfert se produit, la paralysie disparaît chez la première malade et se manifeste en même temps chez la seconde. Le transfert se fait généralement avec la plus grande pureté. La paralysie se transfère avec ses caractères et sa localisation exacts; il arrive pourtant parfois qu'une monoplégie brachiale simple se transfère sous forme de monoplégie brachiale double. Généralement, la paralysie se transfère chez la seconde malade du côté où l'aimant a été appliqué, mais cela n'est pas constant. Il se fait ensuite une série d'oscillations consécutives d'un sujet à l'autre sujet comme pour l'anesthésie. Si l'on éloigne les malades l'une de l'autre, la malade paralysée au moment où l'éloignement se fait reste paralysée, et il faut agir de nouveau par suggestion pour faire disparaître la paralysie.

On produit par suggestion des coxalgies ayant les caractères des coxalgies hystériques. Les coxalgies se comportent, au point de vue du transfert, exacte-ment comme les paralysies.

Voici maintenant une expérience qui diffère des précédentes en ce qu'elle n'a pas son pendant dans les expériences de transfert que l'on pratique chez les sujets isolés. On provoque par suggestion le mutisme hystérique. Ce phénomène se transfère avec la même facilité que les paralysies et les coxalgies.

Ces diverses expériences ont été d'abord pratiquées lorsque les malades se trouvaient dans la période somnambulique du grand hypnotisme. Mais on peut les répéter lorsque les malades sont à l'état de veille et on obtient les mêmes résultats. Il est toutefois indispensable, lorsque on veut obtenir par suggestion un phénomène hystérique pour le soumettre au transfert, d'hypnotiser préala-blement les malades.

On plonge un des deux sujets dans la période somnambulique du grand hypnotisme, en laissant le second dans l'état de veille. Sous l'influence de l'ai-mant, il se fait un transfert de ces deux états; au bout de très-peu de temps, le premier sujet se réveille et le second devient somnambule. Pour constater la réalité du somnambulisme, il faut se fonder sur le caractère somatique de cette période, la contracture somnambulique.

Passons maintenant à la *seconde catégorie* de ces expériences. M. Babinski a pris des malades hystériques, hommes ou femmes, présentant des manifestations hystériques, telles que des paralysies flasques ou spasmodiques, non plus artifi-cielles, mais naturelles, c'est-à-dire survenues indépendamment de toute sugges-tion et qui ont motivé l'admission de ces malades à l'hospice. Ces malades, pour la plupart, n'ont jamais été hypnotisés, et, dans les expériences suivantes, ils ont été laissés à l'état de veille. On place le malade en rapport avec l'un ou l'autre des deux sujets dont nous avons parlé plus haut, que l'on plonge dans la période somnambulique du grand hypnotisme, et à côté duquel on met l'aimant. On observe alors que le sujet hypnotisé ne tarde pas, sous cette influence, à présenter les mêmes accidents que l'hystérique à côté duquel il se trouve.

Cependant la transmission de ces paralysies se fait parfois avec moins de pureté que dans les expériences de la première catégorie.

Mais une différence beaucoup plus grande sépare les expériences de la première catégorie de celles de la seconde : en effet, dans ces dernières, il n'y a pas, à proprement parler, de transfert. Les accidents hystériques se transmettent au sujet hypnotisé, mais persistent avec tous leurs caractères chez les malades qui en sont primitivement atteints, du moins, au début. En effet, en répétant un certain nombre de fois ces expériences, on arrive parfois à les atténuer et même à les faire disparaître complètement. C'est ainsi que plusieurs fois il a été possible de guérir des sujets atteints de paralysies hystériques diverses ou de mutisme hystérique.

Examinons enfin la *troisième catégorie* d'expériences. On prend un malade atteint d'une affection organique du système nerveux telle que sclérose en plaques ou hémiplégie d'origine cérébrale, par exemple, et on le met en rapport avec une hystérique plongée dans la période somnambulique du grand hypnotisme. La situation des deux malades l'un par rapport à l'autre est semblable à celle dans laquelle se trouvent les hystériques dans les expériences précédentes.

Le sujet hypnotisé reproduit généralement, dans ces conditions, certains des symptômes que présente le malade derrière lequel il se trouve. La reproduction symptomatique de l'affection nerveuse organique est quelquefois assez nette pour que le diagnostic de celle-ci puisse à la rigueur être porté d'après la copie qu'en fait l'hystérique, mais elle est beaucoup moins pure, bien moins précise que celle des affections hystériques. Ainsi donc, on peut obtenir la transmission de certains phénomènes liés à des altérations organiques du système nerveux.

Depuis la publication des expériences que nous venons de relater, M. Babinski a continué ses recherches sur ce sujet. Tout d'abord les expériences précédentes ont été répétées un grand nombre de fois avec succès; d'autre part M. Babinski a observé de nouveaux faits encore inédits que nous devons faire connaître.

Lorsque les sujets sont en léthargie ou en catalepsie, le transfert se fait avec plus de rapidité que dans l'état somnambulique.

On peut obtenir le transfert d'un sujet à un autre d'hallucinations visuelles ou auditives. Voici comment il faut procéder. On suggère à une hypnotique en léthargie[1] qu'elle a devant soi telle ou telle personne, tel ou tel animal, enfin tel ou tel objet. Cela fait, on met derrière elle une autre hypnotique en se plaçant exactement dans les mêmes conditions que dans les expériences précédentes et, comme dans ces expériences, l'hallucination visuelle passe d'un sujet à l'autre. Il en est de même des hallucinations auditives.

Il faut remarquer que ces expériences ne se sont pas toujours suivies de succès. Pourtant elles réussissent dans la grande majorité des cas, surtout quand on choisit comme sujet d'hallucination un objet ou un être ayant dans sa forme, dans son aspect, des traits saillants, caractéristiques.

Il arrive parfois, très-rarement, il est vrai, que les expériences dans lesquelles on cherche à obtenir le transfert de paralysies, contractures ou mutisme, échouent. L'insuccès tient généralement à ce qu'un des sujets était au début

---

[1] Nous avons vu plus haut que l'état de léthargie était dans la grande généralité des cas rebelle à toute tentative de suggestion. Les malades de M. Babinski font exception à la règle.

de l'expérience en imminence d'attaque. Dans ce cas, on peut voir se développer chez le sujet qui doit reproduire la manifestation hystérique présentée par celui derrière lequel il est placé des accidents qui n'ont aucun rapport avec celle-ci. Mais bientôt le sujet en imminence d'attaque est pris de contracture généralisée ; presque en même temps l'autre sujet se contracture aussi et, quelque temps après, les deux sujets sont pris d'une attaque d'hystéro-épilepsie.

Comment expliquer les faits que nous venons de relater et qui semblent extraordinaires, mais dont la réalité paraît pourtant incontestable à leur auteur ?

Remarquons d'abord que M. Babinski fait observer qu'il n'a aucunement la prétention d'émettre une théorie quelconque au sujet de ces phénomènes ; il s'est dit-il, placé dans des conditions telles que toute idée de simulation ou de suggestion doit être absolument écartée.

Il faut noter que ces expériences ont donné dès le début les mêmes résultats que lorsqu'elles ont été répétées plusieurs fois.

Lorsque l'on produit par suggestion, chez un sujet, un phénomène tel que paralysie ou mutisme, par exemple, que l'on se propose de soumettre au transfert, l'autre sujet est éloigné de façon qu'il lui soit impossible de savoir ce qui a été fait, et on couvre le premier sujet d'un voile dissimulant complétement les différentes parties de son corps.

Lorsqu'on met en rapport avec un malade atteint de paralysie ou de quelque autre manifestation hystérique spontanée une hystérique hypnotisée, on prend toutes les précautions nécessaires pour que celle-ci ignore complétement quel est le malade en rapport avec elle et de quel accident il est atteint. L'aimant est toujours appliqué à côté du membre supérieur, même lorsqu'il s'agit de phénomènes localisés dans une autre région.

Lorsqu'on cherche à obtenir le transfert d'hallucinations visuelles ou auditives, la suggestion est faite naturellement au premier sujet en l'absence du deuxième sujet et en éloignant même ce dernier à une distance telle que l'hyperexcitabilité auditive ne puisse être incriminée, et, pendant toute la durée de l'expérience, on observe avec le plus grand soin le premier sujet pour s'assurer qu'il est dans l'impossibilité absolue de communiquer avec le deuxième.

Avant de terminer, citons quelques expériences entre beaucoup d'autres analogues, qui semblent prouver que la simulation et la suggestion ne peuvent être invoquées. Si nous insistons sur ce point, c'est que ce sont là les hypothèses qui se présentent tout naturellement à l'esprit, surtout quand on n'a pas eu soi-même l'occasion d'observer les faits.

Il se présente un jour à la consultation de M. le professeur Charcot à la Salpêtrière une jeune fille qui venait des environs de Paris et qui n'était jamais entrée dans l'hospice. M. Charcot l'examine et porte le diagnostic d'hémiplégie hystérique. Séance tenante on la fait asseoir sur une chaise et on dissimule sa présence au moyen d'un écran, puis on va chercher dans la salle des malades une hystérique hypnotisable. On la place derrière l'écran de telle sorte qu'il lui soit impossible de savoir quelle est la personne assise de l'autre côté de l'écran, et on l'hypnotise. Au bout d'une minute au plus, la malade hypnotisée était hémiplégique à son tour. Notons d'autre part que cette expérience a été ensuite répétée plusieurs jours de suite et que la malade, au bout de quatre jours, a été complétement débarrassée de l'hémiplégie dont elle était atteinte depuis plus d'un an.

Voici encore quelques autres expériences qui sont peut-être plus saisissantes.

Une jeune fille indemne jusqu'alors, sauf une hémianesthésie, de toute manifestation hystérique, et qui n'avait jamais été endormie, est hypnotisée un jour. Le lendemain, M. Babinski cherche à lui faire reproduire par transfert, en se plaçant toujours dans les conditions sus-énumérées, des manifestations hystériques soit produites par suggestion, soit spontanées. Toutes ces expériences réussissent d'une façon parfaite. Or ce qu'il y a de particulièrement remarquable, c'est que la malade a reproduit ainsi, et cela avec la plus grande exactitude, des accidents hystériques, entre autres le mutisme et l'hémispasme glosso-labié, dont elle n'avait jamais été atteinte autrefois à aucune période de sa vie, et dont les caractères sont assez complexes pour nécessiter même de la part d'un médecin qui veut les connaître une étude approfondie.

Il est de toute évidence, pour M. Babinski, qu'il ne peut être question dans de pareilles expériences de suggestion ou de simulation, mais, encore une fois, l'auteur se contente pour le moment de constater les faits sans chercher à en donner l'interprétation.

PETIT HYPNOTISME. Ce terme, créé par Charcot, comprend une série d'états encore mal définis et mal classés. On pourrait même se demander si quelques-uns d'entre eux appartiennent bien légitimement à l'hypnotisme; toutefois la facilité avec laquelle ils naissent et disparaissent à l'aide des procédés habituellement mis en usage pour produire et faire cesser l'hypnose nous autorise, autant que leur symptomatologie, à les rattacher aux phénomènes de la série hypnotique.

Un caractère commun les unit : *l'absence de l'hyperexcitabilité neuro-musculaire* qui, comme nous l'avons dit, est la meilleure caractéristique du grand hypnotisme. Cette hyperexcitabilité apparaîtra peut-être plus tard, car l'hypnotique est perfectible aussi bien au physique qu'au moral, mais, pour ne pas embrouiller la description, nous supposerons qu'elle devra toujours faire défaut dans les cas que nous allons étudier.

La proposition que nous venons d'émettre, la perfectibilité physique du sujet, pourrait amener bien des discussions. Il est en effet des auteurs, M. Bernheim en tête, qui ne voient dans l'hyperexcitabilité neuro-musculaire que des phénomènes ressortissant à la suggestion, mais nous croyons pouvoir passer outre sur ces points, surtout en tenant compte des diverses raisons que nous avons précédemment données. En dernière analyse, nous pourrions répondre que, pendant plus de quatre mois, nous avons observé à la Salpêtrière une jeune fille hypnotisable, guérie par la suggestion d'un pied-bot hystérique, et qui ne présenta jamais les contractures caractéristiques alors qu'elle était perpétuellement en contact avec des sujets éminemment contracturables.

Cette impossibilité de déterminer les contractures nuit beaucoup à la classification des états constitutifs du petit hypnotisme, en même temps qu'elle favorise singulièrement la possibilité de la simulation. C'est que, en thèse générale, on peut toujours simuler un phénomène psychique; mais qui pourra soutenir qu'un hypnotique non versé dans la science médicale contractera exactement les seuls muscles innervés par le cubital, lorsqu'on pressera sur ce nerf en particulier?

En l'absence d'une base fixe de classification, il ne faut pas néanmoins rejeter comme insuffisants certains phénomènes d'une autre nature dont peut-être la clarté de l'étude aura à bénéficier : nous allons voir, en effet, que, grâce à eux, il est encore possible d'établir certaines catégories dans le chaos de ces états encore si mal définis.

Nous serons brefs en ce qui concerne l'*étiologie* du petit hypnotisme ; elle se confond, à notre avis, avec celle des états précédemment décrits. Ici encore, l'hystérie domine la scène morbide et, d'après les cas que nous avons pu observer, c'est parmi les hystériques hypnotisables que l'on développera le plus souvent le petit hypnotisme. S'il nous était permis de formuler une opinion, nous dirions que le petit hypnotisme est aux phénomènes de l'hystérie mal confirmée ce que le grand hypnotisme est aux convulsions de la grande hystérie ; ce sont les *névropathes* qui, dans l'un comme dans l'autre, fournissent le contingent.

Certains procédés d'hypnotisation paraissent favoriser l'apparition des états que nous étudions. Une première hypnotisation brutale, la fixation intense du regard, le renversement brusque de la tête en arrière, comme dans le procédé de Hansen, font souvent apparaître, par exemple, l'*état de fascination*, qui tient une large place dans les phénomènes du petit hypnotisme, de même du reste que de simples *affirmations* — comme les pratique M. Liébeault — déterminent un état léthargo-somnambulique avec conservation du souvenir au réveil, dans lequel néanmoins les sujets sont susceptibles d'être suggestionnés.

D'une façon générale, ces phénomènes rentrent plus ou moins dans la catégorie de l'un ou l'autre des trois états-types : léthargie, catalepsie, somnambulisme, que nous avons étudiés. Ils en sont pour ainsi dire les formes avortées : aussi pourrait-on, comme on l'a déjà fait, les qualifier d'*intermédiaires*, en spécifiant toutefois qu'ils relient les uns aux autres les états-types par suite du mélange des signes qu'ils peuvent présenter, en même temps qu'ils sont véritablement le trait d'union qui relie la veille aux phénomènes du sommeil nerveux complet, ou grand hypnotisme.

Procédant par gradation, nous distinguerons d'abord deux états, les moins élevés de la série, qui, bien que présentant une symptomatologie un peu différente, se trouvent néanmoins réunis par ce fait capital du *souvenir au réveil* de ce qui s'est passé pendant l'hypnotisation. Nous rappelons à ce propos que, dans les états francs, l'amnésie existe toujours au réveil, à moins de conditions particulières créées par l'expérimentateur et relevant de la suggestion.

Ces deux états ont reçu le nom de *léthargie lucide* et d'*état de charme* ou de *fascination*. Ajoutons qu'ils ont été souvent confondus l'un avec l'autre, ce qui montre une fois de plus que, en l'absence des caractéristiques tirées des phénomènes neuro-musculaires il est bien difficile de se mettre d'accord sur la classification des états hypnotiques.

A. La *léthargie lucide* est un état hypnotique de début, caractérisé par l'impossibilité où se trouve le sujet de réagir physiquement, par suite de la résolution musculaire dans laquelle il est plongé, alors que l'intelligence est suffisamment conservée pour que le souvenir de ce qui s'est passé persiste au sortir de cet état. Notons que la résolution musculaire complète s'accompagne souvent alors, comme dans les autres états du reste, d'une profonde anesthésie. Nous avons dit qu'il était permis de se demander si tous les états compris sous le nom de petit hypnotisme appartenaient véritablement à l'hypnose ; cette remarque trouve sa confirmation en ce qui regarde la léthargie lucide. En effet, une simple impression morale ou physique suffit la plupart du temps, chez les sujets prédisposés tout au moins, pour lui donner naissance. Nous nous contenterons

de citer à ce propos le passage suivant, qui a trait au célèbre voyageur Living-
stone.

L'intrépide Anglais venait de blesser un lion. Pendant qu'il rechargeait son
fusil, l'animal encore vivant s'élança sur lui et le saisit par l'épaule. « Rugis-
sant à mon oreille, dit-il, d'une horrible façon, il m'agita vivement, comme un
basset fait d'un rat; cette secousse me plongea dans la stupeur que la souris
paraît ressentir après avoir été secouée par un chat, sorte d'engourdissement
où l'on n'éprouve ni le sentiment de l'effroi ni celui de la douleur, bien qu'on
ait parfaitement conscience de tout ce qui nous arrive; un état pareil à celui
des patients qui, sous l'influence du chloroforme, voient tous les détails de
l'opération, mais ne sentent pas l'instrument du chirurgien. Ceci n'est le
résultat d'aucun effet moral; la secousse anéantit la crainte et paralyse tout
sentiment d'horreur tandis qu'on regarde l'animal en face. Cette condition particulière est sans doute produite chez tous les animaux qui servent de proie aux
carnivores. »

M. Ladame, auquel nous empruntons ces lignes, compare ce fait à ceux que
M. Preyer a décrits sous le nom de *cataplexie*, et ajoute que cet état de stupeur
« ne diffère peut-être pas du tout de ce qu'on nomme hypnotisme. Le fait de la
conscience des choses qui se passent autour de nous n'est pas une preuve contre
l'hypnotisme, car elle peut exister aussi dans certains cas d'hypnotisme. »

Nous nous rangeons volontiers à l'avis de cet auteur, car il n'est pas douteux
que la léthargie lucide, comprise dans le sens que nous avons indiqué dans
notre définition, se produise à la suite de l'hypnotisation. M. Ch. Richet en
a observé plusieurs exemples, enfin M. Dumont-Pallier en a rapporté un cas très-
probant en ce sens que la léthargie lucide se produisit avec tous ses caractères
chez une grande hypnotique de son service. Toutefois les phénomènes neuro-
musculaires existaient conjointement avec les autres (Soc. de biol., 3 juin 1885).
Nous verrons ultérieurement que la léthargie lucide présente un très-grand
intérêt au point de vue médico-légal.

B. *État de charme ou de fascination.* A côté de la léthargie lucide et
ayant comme elle pour caractéristique le *souvenir au réveil* nous placerons
l'*état de charme* et la *fascination*, dont certains auteurs ont voulu faire deux
états différents. Nous les englobons d'abord dans une même définition, quitte
à montrer ensuite les légères différences qui pourraient légitimer leur sépa-
ration.

De même que pour les autres états constitutifs du petit hypnotisme, la
léthargie lucide en particulier, leur description n'est pas chose aisée. La difficulté naît surtout de ce qu'une même cause peut indifféremment les produire
tous les trois : émotion vive, procédé brusque d'hypnotisation chez un individu
hypnotisé ou non pour la première fois. En outre, les auteurs qui les ont
décrits ne donnent pas toujours au même état la même dénomination. Sans
discuter davantage, nous définirons immédiatement le charme et la fascination :
un même état que l'on peut produire par des manœuvres hypnogènes, caractérisé par la conservation des mouvements (ce qui le différencie de la léthargie
lucide), par l'*impossibilité morale dans laquelle se trouve le sujet de résister
à certaines suggestions*, et, comme devant, par la persistance au réveil du
souvenir de ce qui s'est passé pendant la durée de l'hypnose.

M. Brémand a donné une bonne description de la fascination qu'il croit être
le premier à décrire, alors qu'on en trouve la description dans les ouvrages

parus bien avant celui de Braid, par exemple. Il la considère en outre comme un état parfaitement tranché. Nous ne partageons pas davantage cette dernière opinion, car nous allons voir, par la description même de cet auteur, que la fascination n'est qu'un état de début, prémonitoire, intermédiaire, de plus, entre la catalepsie et le somnambulisme.

Le procédé dont se sert M. Brémand pour l'obtenir consiste à regarder brusquement le sujet. Il réalise ainsi le phénomène de la *prise du regard*, connu bien longtemps avant ses expériences.

« *En ce faisant*, dit-il, l'effet est foudroyant; la figure s'est injectée, l'œil est grand ouvert, les pupilles dilatées..., le pouls de 70 est passé à 120; le regard du sujet est dorénavant fixé sur mes yeux. Je recule, M. Z... me fuit, sa démarche est singulière, la tête est projetée en avant, les épaules relevées, les bras pendants le long du corps..., sa figure a pris une apparence particulière; toute expression a disparu, les yeux sont fixes, les traits tirés, pas une fibre ne remue, pas une parole ne sort de ses lèvres immobiles, le masque est pétrifié. Il semble qu'il ne reste plus dans ce cerveau qu'une idée fixe, ne point quitter le point lumineux de mon œil.

« Parlez-lui, il ne vous répondra pas; insultez-le, pas une fibre de son visage ne tressaillera; frappez-le, il ne sentira pas la douleur, l'analgésie est évidente...; et pourtant M. Z... a conscience de son état; il a entendu tout ce qui s'est dit, et, revenu à l'état normal, il rendra compte de tout ce qu'il aura éprouvé. Pour le faire sortir de cet état de fascination, un souffle sur l'œil va suffire. »

Nous devons ajouter que « chaque mouvement doit être sollicité; le sujet ne suit pas une idée qu'il élabore, il exécute machinalement, automatiquement, le geste qu'on lui suggère, et resterait inerte au milieu de l'accomplissement d'un acte, si une volonté étrangère à la sienne n'en sollicitait la réalisation complète. »

En résumé, aptitude remarquable à l'imitation de tous les actes de l'hypnotiseur, tendance exagérée aux contractures qui se généralisent facilement, possibilité de suggérer, surtout par les gestes, des hallucinations : telles sont, avec le souvenir au réveil, les caractéristiques de l'état de fascination.

L'*état de charme* présente plus que des analogies avec le précédent. Là encore, le sujet est, pour ainsi dire, rivé à son hypnotiseur; il le suit comme un chien fidèle, repoussant avec une vigueur peu commune, qu'il puise dans l'exaltation inouïe de ses forces, les personnes qui voudraient le retenir, l'empêcher de suivre celui qui l'a endormi. Toutefois, le phénomène de la prise du regard n'est plus indispensable, car le sujet peut avoir été hypnotisé autrement que par la fixation. L'automatisme, tout en restant aussi complet, est plus étendu, en ce sens que la personnalité de l'individu peut jouer un certain rôle dans l'accomplissement d'actes commandés qui pourront être plus complexes que ceux que nous avons précédemment étudiés.

En un mot, si nous voulions établir un rapprochement entre ces deux états connexes et si mal catégorisés, avec ceux bien définis de la série hypnotique franche, nous dirions que la fascination est à la catalepsie ce que le charme est au somnambulisme, en ajoutant qu'ils participent à la fois de l'un et de l'autre et que, à l'inverse de ce qui existe dans ces deux états francs, le souvenir est persistant au réveil.

A côté de l'état de charme et de la fascination, il existe encore d'autres états intermédiaires caractérisés par la perte du souvenir au réveil, à l'instar de ce qui se passe dans le grand hypnotisme. Pendant ces états — et nous avons particulièrement en vue ceux qui se rapprochent le plus du somnambulisme — le sujet est capable de recevoir et d'exécuter des suggestions parfois fort compliquées. Toutefois, nous n'avons jamais pu, dans ces cas, obtenir les effets que nous notions journellement dans les états francs. L'hypnotisé reste apathique, répond mal aux questions qui lui sont posées, et ce n'est que bien rarement qu'il peut être assimilé au véritable somnambule, à celui qui présente les contractures caractéristiques que nous avons décrites.

Nous n'irons pas plus loin dans l'étude de ces états si mal définis et si mal classés, vu l'absence de caractères somatiques indispensables dans l'espèce pour déjouer la simulation. A chaque instant nous sentons le terrain s'effondrer sous nos pas. Nous ne pouvions cependant pas nous dispenser, sinon de les décrire, tout au moins d'affirmer leur existence et d'établir les liens qui les rattachent au grand hypnotisme, le seul scientifique, quelque opinion du reste qu'on puisse avoir sur leur nature et sur la place qu'ils méritent d'occuper dans la série.

Applications de l'hypnotisme à la thérapeutique. On a fait grand bruit, dans le courant de ces trois dernières années, des bénéfices que l'on pouvait tirer de l'hypnotisme appliqué au traitement des maladies. Il semble même, qu'on ait découvert une chose tellement nouvelle, que les prédécesseurs de Braid, dont ce fut l'unique préoccupation, paraissent n'avoir jamais existé. Il est né de ce fait une agitation toute factice, et nous craignons bien qu'à ce point de vue l'hypnotisme ne soit obligé de descendre d'ici peu et à nouveau du piédestal qu'ont voulu lui élever des admirateurs trop enthousiastes.

Notre opinion à ce sujet ne sera pas longue à formuler. L'hypnotisme n'agissant, ainsi que nous pensons l'avoir établi, que sur les névropathes, pour ne pas dire les hystériques, les manœuvres ne devront être employées comme moyen thérapeutique que pour la cure des accidents relevant de cet état pathologique. Nous en tirerons immédiatement la conséquence sur laquelle nous nous étendrons bientôt plus longuement, qu'il est médicalement interdit, sous peine de voir se développer une foule d'accidents beaucoup plus graves que ceux qu'on entreprendrait de guérir, d'hypnotiser les sujets ne présentant pas les symptômes de l'hystérie confirmée.

Cette proposition, que nous tirons de la pratique de notre maître M. le professeur Charcot, pourra peut-être sembler exagérée à ceux qui ne connaissent de l'hypnotisme que ce qu'ils en ont pu lire dans des livres plus ou moins médicaux, qui n'ont jamais expérimenté eux-mêmes ou qui, ayant expérimenté et ne possédant antérieurement aucune connaissance médicale, ne sont pas aptes à discerner pathologiquement le bien du mal.

Aussi ne parlerons-nous en aucune façon des premières périodes du magnétisme, de Mesmer, de Puységur, de Faria, et cela pour plusieurs raisons, dont la principale est qu'il nous paraît parfaitement démontré, quoi qu'on en ait pu dire récemment encore, que cet agent ne peut avoir aucune influence sur des maladies organiques ou infectieuses dont on trouve à chaque instant des exemples dans les livres de ces auteurs.

Mais, à côté de ces affections qui guérissent par les seuls efforts de la *natura medicatrix*, aidée par une bonne hygiène, s'en placent d'autres : paralysies, contractures, amaurose, subitement guéries par l'hypnotisation et dont la nature hystérique ne peut être mise en doute par personne. Survenant, comme l'a établi Briquet, aussi soudainement qu'elles disparaîtront, sous l'influence d'une vive émotion morale, elles sont parfaitement justiciables de l'hypnotisme, jouant au suprême degré le rôle de cette émotion qu'il n'est pas toujours en notre pouvoir de provoquer à nouveau.

Les manifestations hystériques justiciables de l'hypnotisme — bien entendu lorsque le sujet est hypnotisable — étant fort variées, il importe de ne pas employer cet agent à tort et à travers. Là où la suggestion échouerait, la léthargie, par exemple, donnera d'excellents résultats. Nous devons donc fournir quelques indications basées, du reste, sur l'expérience. Occupons-nous d'abord de l'attaque.

Le procédé que tous les auteurs ont employé consiste, d'une façon générale, à plonger le sujet en *imminence d'attaque* dans un état hypnotique calme, léthargie ou somnambulisme, et à l'y laisser pendant un laps de temps suffisant pour qu'au réveil toute disposition à l'accès ait complétement disparu. Il ne faut pas oublier, en effet, qu'on a tout intérêt à éviter une attaque qui, outre les violences qui la constituent et l'épuisement nerveux consécutif, favorise singulièrement après elle l'apparition de toutes les complications de l'hystérie : contractures, paralysies, etc. L'hypnotisme sera véritablement souverain chez certains sujets où tous les autres procédés auront échoué ou n'auront agi que difficilement ou incomplétement. Toutefois il est nécessaire de s'y prendre à temps, aussitôt l'apparition des phénomènes prodromiques, car, plus l'attaque est proche, plus le sommeil est difficile à obtenir, même chez les sujets très-faciles à hypnotiser d'habitude.

L'hypnotisation employée de cette façon ne s'adresse directement qu'à l'accès imminent, et l'annihile lorsqu'on obtient le sommeil. Mais peut-on, à l'aide de l'hypnotisme, agir de telle façon que les accès ultérieurs ne se montrent plus? Nous ne voudrions pas être trop affirmatifs, mais une pratique déjà longue nous permet de dire que, chez bon nombre d'hystériques de la Salpêtrière, ce mode de traitement nous a semblé avoir singulièrement éloigné les accès les uns des autres lorsqu'il ne les faisait pas disparaître presque complétement. On comprend que, pour obtenir un pareil résultat, les hypnotisations doivent être méthodiquement conduites par des personnes expérimentées, mettant beaucoup plus souvent en œuvre la léthargie que le somnambulisme et les diverses suggestions plus ou moins troublantes qu'il permet de réaliser.

L'hypnotisme a également une action fort nette sur les complications de l'hystérie. A côté des accidents convulsifs nous placerons les *contractures* qui suivent si souvent l'attaque, et qu'il est toujours bon de faire disparaître le plus rapidement possible dans la crainte qu'elles ne s'établissent à demeure. Ici, la mise en action de l'hyperexcitabilité musculaire, le sujet étant en léthargie, nous sera d'un précieux secours. Mais la malaxation des antagonistes n'est pas toujours chose simple; il est difficile de détruire de cette façon des contractures de la langue et de guérir, par exemple, l'affection connue sous le nom de coxalgie hystérique, dans laquelle la contracture joue un rôle aussi prédominant que complexe. Dans ces cas, le somnambulisme et les suggestions devront être employés; de même, dans les paralysies hystériques flasques ou accompagnées de contracture. On voit souvent des malades paraplégiques, par exemple, qui marchaient fort bien par suggestion pendant le somnambulisme, devenir à nouveau paralysés après le réveil. Il ne faut pas pour cela se décourager; on devra répéter les hypnotisations, les prolonger, et bien souvent le succès viendra couronner de semblables efforts.

Étant donné le mécanisme qui préside si fréquemment à l'apparition et à la disparition de ces véritables paralysies psychiques, il était rationnel d'espérer que la suggestion hypnotique pourrait prendre une place honorable dans le traitement de l'*aliénation mentale*. C'est ce qu'avait pensé Braid, et les rapports qu'il croyait exister entre la phrénologie et l'hypnotisme avaient certainement dù le conduire à essayer d'une semblable méthode dans de pareils cas. Mais, pour que la suggestion puisse agir, il faut naturellement que le malade dorme, et bien peu d'aliénés, ainsi que Braid lui-même le remarque, sont hypnotisables. Des recherches récentes ont établi que les seules vésanies auxquelles ce mode de traitement peut fructueusement s'appliquer sont d'origine hystérique, confirmant ainsi la loi que nous avons posée, qu'en dehors de l'hystérie il est bien difficile d'obtenir l'hypnose. « Il semble, a dit M. P. Garnier, jusqu'à présent du moins, que parmi les aliénés les seuls hypnotisables sont les hystériques. »

Il nous reste maintenant à parler d'une dernière méthode employée en médecine magnétique, qui consiste à se servir de l'insensibilité complète accompagnant les divers états hypnotiques, pour effectuer chez les sujets endormis des opérations douloureuses, chirurgicales et autres. Avant la découverte de l'anesthésie chloroformique par Morton et Jackson (1847), les malades étaient pour ainsi dire disséqués vivants; le chirurgien devait opérer avec une très-grande rapidité, ce qui n'était pas toujours favorable. On comprend donc avec quel enthousiasme dut être accueillie une méthode qui permettait d'opérer sans douleur, et l'on put croire un instant que, désormais, l'hypnotisation devait être méthodiquement tentée avant chaque opération.

Le 12 avril 1829, alors que le magnétisme faisait à nouveau l'objet des discussions passionnées de l'Académie de médecine, J. Cloquet ne craignit pas d'opérer d'un cancer du sein une dame de soixante-quatre ans, plongée dans le somnambulisme par son médecin ordinaire, le docteur Chapelain. L'opération dura de dix à douze minutes, car il fallut disséquer les ganglions axillaires envahis par le néoplasme. Les pansements qui suivirent furent faits pendant dix-neuf à vingt jours à l'aide du somnambulisme.

Cloquet eut peu d'imitateurs. Toutefois, pendant les années 1842-1847, nous enregistrons tant en Angleterre qu'en France plusieurs grandes opérations, dont l'une fut faite par notre ancien maître de Poitiers, le docteur Guérineau.

Un seul homme mit véritablement et complétement à profit l'insensibilité hypnotique. Il se nommait Esdaile et remplissait les fonctions de chirurgien civil au service de la Compagnie des Indes anglaises. Nous dirons cependant qu'il fut admirablement servi par les circonstances, car il se trouvait placé au milieu d'une population extrêmement sensible aux manœuvres hypnotiques. Encouragé par ses premiers essais, adepte convaincu des théories de Braid, il fonda à Calcutta, grâce à l'appui des autorités qu'il avait rendues témoins des bienfaits de sa méthode, un *Mesmeric Hospital* où les malades ne tardèrent pas à affluer. Il en organisa les services d'une façon particulière : chaque malade était pourvu à son entrée d'un magnétiseur; au bout de quelques séances, l'hypnose était assez profonde pour que l'anesthésie fût complète. En janvier 1846, Esdaile donnait le compte rendu de 75 opérations effectuées ainsi sans douleur. Vu la fréquence, dans le pays de l'éléphantiasis du scrotum, plusieurs des tumeurs qu'il avait enlevées ne pesaient pas moins de 100 livres! Quelque temps après, le nombre des cas s'élevait à 102. C'est alors qu'il fit nommer une commission qui consacra définitivement la fondation de son Mesmeric Hospital.

Pendant combien de temps cet établissement fonctionna-t il? Nous l'ignorons. Il est certain, toutefois, qu'en 1852 Esdaile publiait une nouvelle statistique portant à 300 le nombre des opérations qu'il avait pratiquées grâce à l'anesthésie hypnotique.

Cette anesthésie a également enregistré quelques succès dans la pratique des accouchements. Un magnétiseur célèbre, Lafontaine, intervint deux fois en pareils cas : l'accouchement se fit sans douleur; tout récemment enfin le docteur Pritzl (*Wien. med. Woch.*, 7 novembre 1885) obtint un excellent résultat en se servant de l'hypnose chez une primipare. Les douleurs étaient très-vives depuis vingt-quatre heures, le col dilaté et rigide; on songea alors à recourir à l'hypnotisme. Les contractions revinrent plus régulières et plus énergiques, la dilatation se compléta rapidement; la période d'expulsion ne dura que quelques minutes et se termina par la naissance d'une fille très-vivace. Le sommeil avait duré cinq quarts d'heure. Au réveil, la malade ne pouvait croire qu'elle était accouchée et déclarait n'avoir éprouvé aucune sensation douloureuse. Ajoutons qu'elle avait été hypnotisée antérieurement à plusieurs reprises, à dater du septième mois de la grossesse. Toutefois il ne faudrait pas, croyons-nous, se faire de trop grandes illusions au point de vue des services que peut rendre l'hypnotisme pendant l'accouchement. En effet, dans plusieurs cas rapportés par MM. Féré et Budin (Porak. Thèse Léonard, 1886), Dumont-Pallier (Soc. de biol., 26 février 1887), c'est à peine si l'hypnose triompha des petites douleurs. Il résulte du reste de ces observations (Auvard et Secheyron) que le sommeil est difficile a obtenir lorsque le travail est commencé; nous savons déjà qu'il en est de même au début de l'attaque hystérique.

Nous nous arrêtons là dans cet exposé de la médecine magnétique ou mieux des bienfaits de l'hypnotisme, nous résumant ainsi qu'il suit : l'hypnotisme ne doit jamais être employé en dehors d'un but curatif; dans tous les cas, sa mise en œuvre doit être réservée aux hystériques, chez lesquels seuls il est susceptible de produire des effets véritablement indiscutables. Et encore l'hystérie du sujet devra-t-elle être confirmée, car, si l'hypnotisme est un des agents thérapeutiques les plus précieux de l'hystérie, il n'en est pas moins aussi un des meilleurs révélateurs, et il vaut mieux vivre en paix avec des névralgies passagères que de risquer l'apparition de phénomènes convulsifs, sans compter les complications qui les accompagnent et que des hypnotisations ultérieures n'auront pas toujours le pouvoir de faire disparaître.

Dangers de l'hypnotisme. Aujourd'hui que l'hypnotisme a pénétré partout, que les représentations des magnétiseurs font salle comble, il nous a paru intéressant de montrer qu'à côté des bienfaits il existait des dangers. L'hypnotisme est un agent perturbateur à un haut degré du système nerveux; à ce titre, il ne doit être manié que par des médecins autorisés et toujours avec la plus extrême prudence. Mis en œuvre d'une façon inconsidérée, c'est, avons-nous dit, le meilleur révélateur de tous les accidents hystériques, les plus graves y compris. Évidemment, nous ne le croyons pas capable de créer l'hystérie de toutes pièces chez un individu qui en a été jusqu'alors indemne. Cette névrose, comme toutes les affections nerveuses, est une affection relevant de la grande famille neuro-pathologique, et sa filiation héréditaire est depuis longtemps établie, mais sa révélation reste subordonnée à certaines causes, à certains agents, parmi lesquels l'hypnotisme tient une place de premier ordre.

De plus, si l'on s'étonnait du nombre considérable d'hystériques que l'hypnotisme a révélés, il suffirait de réfléchir à ce fait que ce ne sont pas les premiers venus qui accourent se faire hypnotiser ou sur lesquels certains personnages tentent les manœuvres hypnotiques. Ceux qui réclament l'hypnotisation, de même que les sujets choisis par les magnétiseurs au milieu des individus accourus à leurs représentations, sont des nerveux, des malades dans la plus large acception du mot qui, poussés par un besoin ou une curiosité malsaine, viennent chercher là, bien plus que la guérison de maux qui n'existent pas encore, des émotions que réclame à ses risques et périls leur constitution pathologique.

Ces accidents nerveux se trouvent déjà très-expressément notés dans le rapport de Bailly (1774) qui, parlant de la *salle des crises* et du baquet de Mesmer, dit très-justement, après avoir décrit les attaques d'hystérie qu'il y avait observées : « Ces maladies de nerfs, lorsqu'elles sont naturelles, font le désespoir des médecins; ce n'est pas à l'art de les produire. » Les commissaires du roi avaient en outre noté les phénomènes de contagion nerveuse, car ils ajoutent en forme de conclusion : « Que le spectacle de ces crises est également dangereux à cause de cette imitation dont la nature semble nous avoir fait une loi, et que, par conséquent, tout traitement public où les moyens de magnétisme sont employés ne peut avoir à la longue que des effets funestes. » Nous ne dirions pas mieux aujourd'hui.

On trouve un grand nombre d'exemples de cet ordre dans Puységur, du Potet, Charpignon, de même que dans les auteurs les plus récents : Ch. Richet, Ladame, etc. L'un de nous en a publié trois cas des plus nets, survenus dans une même famille à la suite des manœuvres du spiritisme (*Progrès médical*, 24 janvier et 28 février 1885).

Enfin ces cas se sont tellement multipliés dans certains pays à la suite des prouesses des magnétiseurs de théâtre, que l'autorité a dû intervenir pour faire cesser ces spectacles répugnants et attentatoires à la santé publique. On peut même dire que désormais c'est uniquement en France que sont tolérées, on ne sait trop pourquoi du reste, ces dangereuses exhibitions.

L'hypnotisme dans la perpétration des crimes et délits. Il s'est fait pendant ces trois dernières années grand bruit autour de l'hypnotisme considéré comme agent de perpétration d'actes criminels ou délictueux. Il a même semblé à certains auteurs qui se sont singulièrement exagéré les choses que la question était seulement née d'hier, alors qu'on en trouve des traces très-substantielles dans les ouvrages parus depuis Puységur. M. Liégeois en particulier, professeur à la Faculté de droit de Nancy, n'a-t-il pas écrit : « Il est difficile de voir quelles conventions, quels contrats, quels actes échapperaient absolument à l'action de la suggestion hypnotique » ? Pour cet auteur, on pourrait donc, à l'aide de la suggestion, faire commettre au sujet les actes les plus répréhensibles, les crimes les plus abominables.

La question pour être traitée d'une façon générale doit être subdivisée. Il faut, dans une première classe, considérer les attentats dont les hypnotisés peuvent être victimes eux-mêmes de la part du magnétiseur pendant le sommeil ; d'autre part, les crimes ou délits commis par l'hypnotisé sous l'influence de la suggestion.

En étudiant minutieusement les différents attentats commis sur la personne

des individus endormis, Gilles de la Tourette (*Soc. de méd. légale*, 2 août 1886)
a pu établir que le viol était à peu près, sinon le seul crime pour lequel les
tribunaux avaient eu à intervenir. Les violées étaient de plus des hystériques
convulsives, et c'est pendant l'état léthargique que le crime avait été presque,
sinon toujours, consommé. La suggestion n'avait donc eu nullement à intervenir dans ces circonstances, bien au contraire.

Quant aux crimes suggérés aux somnambules et dont l'accomplissement doit
avoir lieu soit dans le sommeil, soit après le réveil, il est incontestable qu'on
ne saurait en nier la possibilité. Mais du possible au réel il y a loin, dans
l'espèce tout au moins. Jusqu'ici en effet la littérature hypnotique, si riche
pourtant en faits de tous genres, ne renferme aucun cas de crime ordonné et
accompli dans de telles conditions. Cela, à la vérité, ne veut pas absolument dire
qu'il n'en a jamais existé, mais cependant il est curieux de voir que plusieurs
criminels aient été condamnés pour avoir violé des léthargiques, c'est-à-dire
des femmes inertes, morte à toute compression extérieure, alors qu'aucun
individu n'a été pris à commettre un crime de telle nature que le soupçon de
somnambulisme et de suggestion aît pu se faire jour.

Cela nous montre, croyons-nous, qu'en matière d'hypnotisme il y a un abîme
entre le *crime de laboratoire*, — qu'on nous passe ce mot — et le crime véritable,
dans lequel le poignard et le pistolet ne sont plus imaginaires.

Ce n'est pas cependant que ces crimes ne soient pas réalisables ; il existe, en
effet, des somnambules assez obéissants pour assassiner véritablement une tierce
personne sur l'ordre de leur hypnotiseur. Mais on se prend alors à se demander
quels avantages ce dernier pourrait bien retirer de l'emploi d'un pareil moyen.
Le somnambule qui a accepté une suggestion criminelle, et nous ne tenons pas
compte des résistances aux suggestions qui sont si nombreuses dans un pareil
ordre d'idées, va marcher pour ainsi dire en aveugle vers l'accomplissement de
cette suggestion. A heure fixe, tout à coup, une pensée jusqu'alors inconnue de
lui germe dans son cerveau et domine toute sa pensée : il doit tuer M. X... Il
s'arme d'un poignard et, sans hésitation, l'assassine n'importe où il le trouve. Il
ne connaît que l'ordre qui lui a été donné.

Naturellement on l'arrête : car il ne faut pas parler ici de précautions suggérées ou prises par l'hypnotisé lui-même. Il en prendra peut-être, mais lesquelles ? Avant tout, si la suggestion a été acceptée, il faut qu'il poignarde l'individu qu'on lui a désigné, fût-il en pleine rue, entouré de gendarmes ou de
soldats. L'exécution est, dans la circonstance, le corollaire obligé de l'accepta-
tion. On ne lui *sert* plus son crime tout préparé, comme dans un laboratoire
où tout est convenu d'avance et où l'on cherche, pour l'étude psychologique,
à développer chez lui toute la spontanéité dont les hypnotisés sont susceptibles.

Une fois arrêté, on l'interroge. Et que répond-il ? Rien, ou plutôt il cherche
bien à se disculper, mais de quelle façon ! Il faut qu'il invente une fable de
toutes pièces, et, sans exalter la perspicacité des magistrats, nous croyons qu'il
en est bien peu qui s'en laisseront imposer dans de telles circonstances.

Naturellement on commence une enquête : on fouille dans le passé de l'assassin ; on recherche ses relations et, en vertu du vieil axiome *is fecit cui prodest*,
celui qui a armé la main du criminel ne tarde pas à être découvert. Et quel
assassin ! un névropathe, un hystérique dans l'immense majorité des cas,
hypnotisé déjà un grand nombre de fois, car ce n'est pas, comme semble le
croire M. Liégeois (p. 54), « en regardant fixement quelqu'un à table, dans un

salon, au théâtre, dans un compartiment de chemin de fer, » qu'on lui suggé-
rera de se faire l'exécuteur fidèle des rancunes d'autrui. Ce n'est donc pas de
but en blanc que le magnétiseur ourdira son crime; il devra soigneusement
prendre ses précautions et s'arranger de telle sorte qu'un fil de sa trame ne soit
pas rompu. A la rigueur conçoit-on, dans les très-grandes villes, où tant de
crimes indépendants de la suggestion restent impunis, la possibilité de tels
actes, et l'impunité pour le suggestionneur. Mais en province, à la campagne,
cela nous semble parfaitement impossible. Qu'on nous apporte un cas authen-
tique, nous nous déclarerons ébranlés, mais pas encore convaincus. Ces faits,
avons-nous dit, ont pu échapper à l'investigateur. Mais n'a-t-on pas, nous ne
saurions trop le répéter, découvert des viols commis sur des léthargiques,
c'est-à-dire sur de vrais cadavres ?

Peut-être serons-nous moins affirmatifs au point de vue des *délits*, des vols,
par exemple, commis sous l'influence de la suggestion, pour le plus grand
bénéfice de l'hypnotiseur.

Le thème est le suivant et ne manque pas de séduction : Un individu est absolument le maître du cerveau d'un somnambule, il lui suggère de voler et de lui
rapporter le produit de son vol. Étant donné toujours l'oubli de la personne
qui a donné la suggestion, si le malheureux voleur est arrêté, il ne saura dire
sous quelle influence il a agi.

Cela est vrai *à priori*, mais il faut pourtant bien qu'il sache à qui il doit
rapporter le produit de son larcin, puisqu'il vole pour le compte d'autrui; et
alors il ne faut plus parler d'oubli au réveil. La suggestion, au contraire, devra
intervenir pour faire cesser cette amnésie physiologique et le suggestionneur, par
ce fait même, ne tardera pas à être découvert. Il nous semble qu'il existe à
chaque pas des impossibilités matérielles que corrobore, du reste, l'absence
complète de semblables faits dans la littérature hypnotique.

Mais il est une variété d'attentats pour ainsi dire moraux, que l'on peut commettre à l'aide de la suggestion. Nous voulons parler des confidences, éminemment répréhensibles, que l'on peut obtenir, par exemple, des hypnotisés pendant
le sommeil. Faisant allusion à ces faits, M. Liébault nous dit : « J'ai voulu
m'assurer encore s'il n'est pas possible de leur surprendre des secrets. Un jour
j'affirmai à une jeune fille endormie que j'étais un prêtre, et qu'elle était elle-
même une pénitente venue pour se confesser. Cette petite prit son rôle au sérieux
et me fit une confession de peccadilles charmantes. Croit-on que l'on ne ferait
pas de même avec un de ces somnambules réputés lucides, et qu'il serait difficile de lui extorquer ce qu'il a de plus caché dans le fond de son cœur ? D'elles-
mêmes, pour ainsi dire, il y a des personnes qui, dans leur sommeil, font des
aveux compromettants. »

Il nous a été facile de vérifier expérimentalement l'exactitude de cet ordre
de faits, chez des hystériques hypnotisables dont nous traitions les crises par
la méthode déjà indiquée. Toutefois, nous insistons encore sur ce point que,
même à l'aide des suggestions les plus appropriées, on ne peut obtenir une
réponse à toutes les questions. Bien plus, dans certains cas, les sujets, nous
pourrions en donner des exemples, afin de couper court à la véritable obses-
sion créée par la suggestion, n'hésitent pas à mentir, et nous en avons observé
qui altéraient sciemment des faits qu'il nous était facile de contrôler à leur insu.

Enfin, on sait que pendant le somnambulisme, surtout lorsque les hypnotisations sont fréquemment répétées, il ne tarde pas à naître entre le sujet et le

magnétiseur une intimité toute particulière qui peut conduire ce dernier à obtenir de la femme qu'il a endormie des faveurs que celle-ci eût constamment refusées à l'état de veille. Ces relations, dont Bellanger et Azam nous ont rapporté des exemples, doivent être assimilées au viol et punies comme telles.

Nous n'insisterons pas davantage; il suffit d'avoir démontré la possibilité de semblables dangers pour que la conclusion s'en tire d'elle-même.

L'exploitation du magnétisme devant la loi. « Le magnétisme pénètre partout, écrivait le docteur Frappart en 1830, dans le salon, dans l'antichambre, au cabaret, dans la rue, dans la ruelle et jusque dans l'égout. Oh! le mal est plus grand, plus grand, plus grand qu'on ne pense! Déjà on ne pourrait plus l'arrêter; bientôt on ne pourra plus le diriger. Tenez, mes confrères, je vous le dis avec calme, après de longues études, en de bonnes mains le magnétisme est un bienfait; dans de mauvaises, c'est la peste! A vous, aux plus dignes d'entre vous de régulariser cet instrument. »

Nous croyons inutile d'insister pour établir le bien fondé des paroles de Frappart. Il suffit de lire la quatrième page des journaux et les affiches qui couvrent les murs pour constater que l'hypnotisme est devenu matière à charlatanismes de toutes sortes. Recherchons donc quelles ressources nous fournissent la loi et la jurisprudence pour nous permettre d'obtenir cette régularisation que Frappart appelait de tous ses vœux.

Rappelons qu'en 1784 le lieutenant de police dut intervenir à diverses reprises pour faire cesser les scandales des magnétiseurs; toutefois, à cette époque, il n'existait aucune juridiction réglementant l'exercice du magnétisme.

Le 11 novembre 1825, l'Académie de médecine, sollicitée par une lettre de Foissac, chargeait une commission de lui faire un rapport sur la question de savoir s'il convenait que l'Académie s'occupât du magnétisme animal. Husson, qui en fut le rapporteur, conclut à l'affirmative, et le factum qu'il rédigea renfermait des considérations fort intéressantes en ce qui concerne l'exercice du magnétisme. « N'est-il pas déplorable, disait-il à ses collègues, que le magnétisme s'exerce, se pratique pour ainsi dire sous vos yeux par des gens tout à fait étrangers à la médecine, par des femmes qu'on promène clandestinement dans Paris, par des individus qui semblent faire mystère de leur existence? » On voit que les cabinets somnambuliques ne datent pas d'aujourd'hui. Puis il rappelait que, dans les pays du Nord, son usage avait été réglementé. En 1825, l'empereur Alexandre avait rendu un ukase interdisant sa mise en œuvre à toute personne n'appartenant pas à l'art de guérir, et déjà en 1817 les rois de Prusse et de Danemark avaient adopté des mesures analogues.

Mais l'Académie ne voulut même pas discuter le rapport de Husson; à plus forte raison ne sanctionna-t-elle rien. Bien au contraire, l'opinion générale qui se dégagea de ces débats, et surtout de ceux qui eurent lieu onze ans plus tard (1837), fut que tout était vain dans les phénomènes annoncés par les magnétiseurs. Cette opinion, émanée du corps scientifique qui paraissait le plus apte à éclairer la justice sur la réalité du magnétisme, entravait singulièrement sa réglementation. Elle permettait d'écarter le délit d'exercice illégal de la médecine et de renvoyer les coupables absous « comme n'ayant pu exercer un art qui n'existait pas. » Il est vrai, fort heureusement, qu'il y avait dans le Code des articles relatifs à l'escroquerie et à la divination.

Le terme *magnétisme* n'étant pas inscrit dans la loi, la jurisprudence devait donc également difficilement se fixer.

A ce sujet nous devons exposer, dans leurs lignes générales, les principaux jugements qui sont intervenus dans la matière et donner surtout l'opinion des juristes actuels sur le sujet. Nous essayerons d'en dégager une conclusion qui, de fait, n'existe pas encore, car, pas plus aujourd'hui qu'en 1837, nous n'avons en France, reposant sur des bases fermes, une réglementation de l'hypnotisme.

Plusieurs points sont à envisager : 1° Le somnambule qui donne des consultations aux malades commet-il le délit d'exercice illégal de la médecine?

Cette opinion est admise aujourd'hui sans conteste par les auteurs qui se sont occupés de jurisprudence médicale et particulièrement par MM. Dubrac et Denis-Weil.

« ..... L'individu qui, en état de somnambulisme, donne des consultations, dit ce dernier, tombe-t-il sous le coup de la loi? On ne saurait en douter. Il pratique l'art de guérir. Toute la différence entre son cas et celui des individus qui agissent à l'état de veille, c'est que ces derniers parlent au nom de leur prétendue expérience ou de leurs prétendues connaissances acquises, tandis que le somnambule se fonde sur le don de seconde vue dont il est doué, mais, que les uns s'inspirent des moyens humains, que les autres appellent à leur aide des moyens surnaturels, les uns comme les autres l'exercent illégalement » (solution implicite, Lyon, 23 juin 1859, etc., etc.).

On devra donc appliquer l'article 35 de la loi de ventôse an XI.

Soulevant une exception, on a dit que, lorsque les somnambules ne prescrivaient ou ne délivraient pas de médicaments, le délit (ou mieux la contravention) n'était pas constitué. Mais la jurisprudence a encore décidé « qu'il y a infraction, quel que soit le mode de traitement prescrit par l'empirique ».

2° La jurisprudence a également établi que le *magnétiseur* violait aussi l'article 35 de la loi de ventôse, et elle le condamne aux mêmes peines que le somnambule, comme coauteur du délit d'exercice illégal de la médecine. On devra en outre, suivant les circonstances, lui appliquer les dispositions contenues dans l'articles 36 relatives au port illégal du titre de docteur ou d'officier de santé avec ou sans récidive.

3° Il arrive assez souvent que, pour échapper aux rigueurs de la loi ou pour se donner un prestige destiné à rendre la recette plus fructueuse, certains somnambules remplacent le magnétiseur par un médecin qui leur rend le même office. Dans ce cas particulier, le somnambule doit être également condamné, et par ce fait même le médecin est lui aussi condamnable comme coauteur du délit, au même titre que le magnétiseur, car, comme le dit un arrêt de rejet du 7 janvier 1876, « le diplôme ne donne à l'officier de santé que le droit d'exercer par lui-même, d'après son propre examen et contrôle. »

4° Enfin il ne faudrait pas croire que seuls sont condamnables les magnétiseurs qui hypnotisent dans un but de lucre les individus qui viennent réclamer leurs soins. L'hypnotisme, nous le rappelons, est un véritable agent médicamenteux qui doit être manié avec prudence et dont l'action porte sur le système nerveux qu'il est si facile de déséquilibrer lorsqu'on agit sans données médicales. Nous avons toute liberté de l'appliquer pour le plus grand bien des malades, dans des circonstances que peut seule limiter notre libre appréciation, mais c'est justement parce que cette appréciation doit être éclairée que nous avons conclu, eu égard aux accidents provoqués par ces manœuvres maladroites et intempestives, que la pratique de l'hypnotisme devait être réservée aux seuls médecins. Dans le cas contraire, l'infraction à la loi de ventôse existe, sans préjudice, bien entendu, des dommages et intérêts que le patient peut réclamer en cas d'accidents occasionnés par ces manœuvres, en vertu de l'article 1382 du Code civil.

Les magnétiseurs philanthropes, étant aussi nuisibles que ceux qui tirent bénéfice des pratiques magnétiques, sont donc condamnables, et les tribunaux, du reste, à plusieurs reprises, ne les ont pas épargnés.

C'est ainsi, en particulier, qu'en a jugé la Cour d'Aix, le 19 mai 1874 (D. P. 75, 2, 94), en établissant « qu'il y a exercice illégal de la médecine de la part de l'individu qui traite les malades au moyen du magnétisme... alors même que le traitement serait gratuit. »

Nous serions trop heureux, si ce jugement pouvait inspirer une crainte salutaire à ceux qui, avec la meilleure bonne foi, d'ailleurs, cherchent à hypnotiser, à tous propos, les personnes qui les entourent.

Les précédentes considérations ont trait uniquement au délit d'exercice illégal de la médecine. Mais les somnambules ne se contentent pas de donner des consultations : grâce à la double vue et à la lucidité dont elles jouissent (à ce que disent leurs prospectus), elles prédisent l'avenir, lisent dans la main, parlent, en un mot, de tout et sur tout avec la même désinvolture. La jurisprudence a encore établi que ces dernières opérations sont visées par les articles 479 et 480 du Code pénal, et enfin qu'elles peuvent entraîner l'application de l'article 405, constitutif du délit d'escroquerie, portant avec lui des peines relativement sévères.

L'expertise médico-légale en matière d'hypnotisme. La question peut se résumer en ces termes : Comment doit-on mener une enquête médico-légale dans les cas où l'hypnotisme semble avoir été mis en œuvre dans la perpétration d'un délit ou d'un crime? Nous éliminons, bien entendu, tous les cas étudiés dans les précédents paragraphes : là, tout est clair, personne ne songe à nier que le magnétisme ait été employé, et la seule difficulté dans laquelle pourrait se trouver l'expert serait de déterminer, avec toute la précision désirable, la part exacte de cet agent dans la production des troubles nerveux incriminés. La question change donc complétement de face et le seul lien qui réunisse désormais les cas divers que nous avons à considérer n'est autre que la difficulté dans laquelle on se trouvera bien souvent, à savoir si véritablement l'hypnotisme est intervenu. La chose est d'autant plus grave que ce sera presque toujours pour des faits qualifiés crimes que la justice informera.

Évidemment, sans vouloir conseiller les magistrats instructeurs, nous dirons que leurs investigations devront se porter, dès le début de l'enquête, du côté des individus dont la profession touche de près ou de loin à l'art de guérir. Si le crime supposé a été commis dans une petite ville ou localité, en l'absence d'autres indices, on pourra rechercher quelles sont les personnes qui s'occupent de magnétisme; la notoriété du reste, le plus souvent, ne leur fera pas défaut. Comme nous désirons, pour tracer les règles de cette enquête, nous appuyer sur des faits réels, qui ont eu leur dénouement devant les tribunaux, nous éliminons les *crimes dits par suggestion*, dans lesquels un somnambule se fait à son réveil l'exécuteur des vengeances de son magnétiseur, crimes avec lesquels on a tant agité l'attention publique. Nous n'en connaissons pas un seul exemple, pour les diverses raisons que nous avons données, dont la meilleure, avons-nous dit, est encore que cette façon de procéder ne saurait assurer aucune sécurité à son instigateur.

Le véritable crime inhérent à l'hypnotisme est le *viol*. C'est le viol et l'attentat à la pudeur qui, depuis la visite du lieutenant de police Lenoir au magnétiseur Deslon, en 1784, ont toujours attiré l'attention de la justice. C'est eux seuls que nous considérerons.

1° Le viol peut être perpétré pendant la *léthargie hypnotique*. Dans cet état la femme est une pâte molle, inconsciente, à la merci complète du magnétiseur. Gilles de la Tourette a pu en rapporter six cas, commis pendant la léthargie, y compris celui de M. Brouardel, dont le rapport magistral, fait à une époque (1878) où ces questions n'étaient encore qu'à l'état d'ébauche, peut servir de modèle pour une enquête médico-légale de ce genre. Tous les cas où les antécédents pathologiques furent notés se rapportent à des femmes *hystériques*. L'enquête permit en outre d'établir que quatre d'entre elles étaient *vierges* au moment du crime, et que ce fut une *grossesse inexplicable* qui, ultérieurement, éveilla leurs soupçons et ceux de leur famille. Plusieurs se souvinrent également qu'à une époque déterminée elles avaient ressenti aux parties génitales une douleur qu'elles ne savaient à quelle cause attribuer et dont, pour une raison ou pour une autre, elles ne songèrent pas à se plaindre à ce moment. Ces derniers éléments d'appréciation disparaissent évidemment chez les femmes déjà déflorées au moment du viol et qui ont pu concevoir par l'œuvre d'un second personnage dans l'intervalle des attentats, si ceux-ci ont été répétés. La dénonciation peut donc en devenir moins fréquente.

Après avoir examiné l'état physique de la plaignante, et constaté le plus souvent qu'elle est hystérique, l'expert devra rechercher immédiatement si elle est hypnotisable et si facilement on peut obtenir chez elle un état d'insensibilité complète avec résolution musculaire, la léthargie vraie, en un mot. Cette épreuve est de première importance au point de vue de la simulation à laquelle il faut toujours songer, et le sujet averti ne peut refuser de s'y soumettre. Il ne faudra jamais manquer aussi de rechercher les contractures spéciales à cet état.

Ces contractures peuvent néanmoins manquer, dans ce que nous avons appelé, avec M. Charcot, le *petit hypnotisme*, mais il est bien rare aussi que dans cet état la léthargie vraie soit obtenue. Il existe plutôt la *léthargie lucide*, que nous avons décrite, dont le caractère est la persistance au réveil du souvenir de ce qui s'est passé pendant le sommeil. Dans ce cas, il faudra se montrer de plus en plus circonspect et, bien que néanmoins il soit indéniable que le viol puisse s'y accomplir (cas de Ladame), les conclusions du rapport devront forcément, nous devrions dire volontiers, se ressentir de ces hésitations. En outre, il faudra toujours tenir compte du temps qui s'est écoulé entre la perpétration du crime supposé et l'examen actuel de la plaignante : il pourrait s'être produit chez elle des modifications physiques capables d'induire en erreur.

Ces diverses questions se présentent encore avec beaucoup de *desiderata :* aussi ne saurait-on s'entourer de trop de précautions. Nous avons aujourd'hui en notre possession quelques signes *qui ne peuvent être simulés;* ne craignons pas de nous en servir pour la recherche de la vérité.

2° Le viol peut être perpétré pendant l'*état somnambulique*. A ce propos nous ne dirons rien de la catalepsie, car cet état doit être, au point de vue médico-légal, rapporté, d'une part, à la léthargie, lorsque l'intelligence sommeille presque complètement, ainsi que cela existe chez un grand nombre de sujets; de l'autre, au somnambulisme, lorsque la cataleptique est suggestible.

Dans le somnambulisme, le viol présente deux modalités différentes : il s'accompagne ou non de violences. Dans un cas resté jusqu'à présent unique, celui de Dyce, une somnambule, qualifiée du reste de spontanée, fut violée dans des circonstances toutes particulières. Deux misérables, introduits dans sa chambre par un complice, la bâillonnèrent et, malgré sa résistance acharnée, la violèrent pendant un de ses accès.

L'observation de Dyce ne brille pas par les détails, et le somnambulisme, avons-nous dit, y est qualifié de spontané. Toutefois la scène pourrait se reproduire identiquement dans le somnambulisme hypnotique.

Mais, si nous ne connaissons pas de cas appartenant à la première modalité (viol avec violence perpétré pendant le somnambulisme hypnotique), il n'en est pas de même en ce qui regarde la seconde, et certainement tous n'ont pas été publiés.

Les choses se passent le plus souvent, avons-nous dit, comme dans le cas rapporté par Bellanger. Le magnétiseur profite de l'intimité qui s'établit entre le sujet et lui, pendant les séances répétées et prolongées de somnambulisme, pour obtenir des faveurs qui lui eussent été certainement refusées pendant la veille. Nous ne reviendrons pas à ce sujet sur l'expertise médicale ; il nous faudrait répéter ce que nous avons dit en traitant de la léthargie.

D'ailleurs, la question devient ici beaucoup plus intéressante au point de vue juridique. Dans le cas de Bellanger, l'auteur de l'attentat ne fut pas poursuivi parce qu'il jugea prudent de s'exiler. Mais, s'il l'avait été, n'eût-il pas dit pour sa défense qu'il n'avait nullement violenté sa victime (ce qui était exact au sens strict du mot), et que les rapports avaient été mutuellement consentis ?

Sans entrer plus avant dans cette discussion, nous ne pouvons nous empêcher de constater qu'il existe une véritable lacune dans notre Code pénal, en ce qui concerne le sujet que nous traitons. Le paragraphe 3 de l'article 332 vise bien l'attentat à la pudeur avec violence, mais la loi protége-t-elle l'*inconscient* ? Faut-il l'assimiler à l'enfant âgé de moins de quinze ans accomplis (§ 2) ? Doit-on ranger le coupable « dans la classe de ceux qui ont autorité sur la victime » et prononcer la peine des travaux forcés à perpétuité, comme le veut l'article 333 ? Tout cela est matière à discussion.

Cette lacune est d'autant plus visible et partant plus regrettable qu'elle n'existe pas dans la majorité des législations étrangères.

Nous croyons donc qu'il serait à souhaiter qu'on apportât aux articles 331, 332, 333, du Code pénal, une disposition additionnelle visant le viol et les attentats à la pudeur commis dans l'hypnotisme et dans les états analogues, c'est-à-dire sur les inconscients. La presque unanimité qui existe à ce sujet dans les législations étrangères est, croyons-nous, un argument sérieux en faveur de notre proposition.

Avant d'en terminer avec ces considérations médico-légales, nous voulons encore aborder un point particulier de l'expertise. Nous avons vu par le cas de Dyce, entièrement assimilable à une observation de somnambulisme hypnotique, que le souvenir de ce qui s'est passé dans un premier somnambulisme peut renaître dans un second, alors que l'oubli existe complètement pendant la veille. Nous supposons donc, car les cas font défaut, qu'une personne qui en a hypnotisé une deuxième, dans un but thérapeutique, par exemple, vienne trouver le procureur de la République et lui déclare que la somnambule lui a révélé qu'elle a été violée par un tiers dans un précédent somnambulisme. La justice informe; on commet un expert.

Celui-ci constate alors, comme devant, que le sujet est hystérique, qu'il est facilement hypnotisable, accessoirement qu'il est défloré, etc. Mais devra-t-il de lui-même, ou à l'instigation du juge d'instruction, en supposant encore que le sujet donne son consentement, provoquer cette période somnambulique dans laquelle la femme donne les notions les plus précises sur l'attentat dont *elle dit* avoir été victime? Nous ne le croyons pas, pour plusieurs raisons d'ordres divers.

Nous ne rappellerons pas que les somnambules peuvent parfaitement mentir; cela nous importe peu, et, à ce propos, nous renvoyons à la symptomatologie que nous avons tracée du somnambulisme. La seule raison que nous ayons en vue, en ce moment, est tirée de l'enseignement de notre maître, M. le professeur Brouardel : Le médecin ne doit jamais jouer le rôle du juge d'instruction; il ne doit pas, par des moyens artificiels, provoquer soit des aveux, soit des accusations. Toutefois, en un seul cas, son silence serait coupable : c'est lorsque, au cours de son examen, il apprend que la justice fait fausse route et qu'on va condamner un innocent.

C'est en appliquant ce principe que, dans un cas, M. Dufay (*Rev. scient.*, 1er déc. 1885, p. 703) se servit avec beaucoup d'à-propos de l'hypnotisation pour faire relaxer une jeune fille qui avait, pendant le somnambulisme, caché des pièces d'argenterie, afin de les mettre en sûreté. Comme à son réveil elle ne se souvenait plus de l'endroit où elle les avait placées, sa maîtresse l'accusa de les avoir dérobées et la fit emprisonner. La malheureuse allait être condamnée, lorsque M. Dufay, médecin de la prison, la reconnut, l'endormit et raviva ainsi chez elle un souvenir qui lui valut, après vérification toutefois, une relaxation immédiate.

Dans un ordre d'idées un peu différent, nous renvoyons aux expériences d'Esdaile qui put, devant le tribunal, au moyen de l'hypnotisation, dévoiler les pratiques des voleurs d'enfants dans l'Inde.

De même, pour l'étude complète de ce point particulier de la question, nous renvoyons également au rapport magistral de M. Motet. On y verra comment cet auteur put, en introduisant l'hypnotisme dans le prétoire, faire réformer un arrêt du tribunal correctionnel et obtenir l'acquittement du prévenu. En réunissant ce rapport à ceux de M. Brouardel — affaire Lévy et affaire C... (simulation) — on possédera tous les éléments de l'expertise médico-légale en pareilles matières.   PAUL RICHER et GILLES DE LA TOURETTE.

HYPOAZOTIQUE (ACIDE) OU **HYPOAZOTIDE**. *Voy.* AZOTEUX (*Acide*).

HYPOCHLOREUX (ACIDE). ClOH. Anhydre, cet acide a pour formule Cl^2O. Pour obtenir cet anhydride, on fait passer un courant de chlore sec sur de l'oxyde mercurique. Condensé dans un vase entouré d'eau froide, il constitue un liquide rouge brun, bouillant à 20 degrés; au-dessus de cette température, il forme une vapeur jaune rougeâtre. L'anhydride hypochloreux ne se conserve que peu d'heures sans décomposition; sa vapeur fait souvent explosion. — L'acide hypochloreux concentré est un liquide jaune foncé, exhalant une forte odeur d'eau de Javelle. Il possède, ainsi que l'anhydride, un puissant pouvoir décolorant exactement double de celui qu'exercerait

CONDITIONS DE PUBLICATION

DU

DICTIONNAIRE ENCYCLOPÉDIQUE DES SCIENCES MÉDICALES

Le *Dictionnaire encyclopédique* paraît sous la direction du docteur LEREBOULLET et avec la collaboration de MM.

ARCHAMBAULT, ARLOING, ARNOULD (J.), ARNOZAN, ARSONVAL (D'), AUBRY (J.), AUVARD, AXENFELD, BAILLARGER, BAILLON, BALBIANI, BALL, BARIÉ, BARTH, BAZIN, BEAUGRAND, BÉCLARD, BÉHIER, VAN BENEDEN, BERGER, BERNHEIM, BERTILLON, BERTIN-SANS, BESNIER (ERNEST), BLACHE, BLACHEZ, BLANCHARD (R.), BLAREZ, BOINET, BOISSEAU, BORDIER, BORIUS, BOUCHACOURT, CH. BOUCHARD, BOUCHEREAU, BOUISSON, BOULAND (P.), BOULEY (H.), BOUREL-RONCIÈRE, BOURGOIN, BOURRU, BOURSIER, BOUSQUET, BOUVIER, BOYER, BRASSAC, BROCA, BROCHIN, BROUARDEL, BROWN-SÉQUARD, BRUN, BURCKER, BURLUREAUX, BUSSARD, CADIAT, CALMEIL, CAMPANA, CARLET (G.), CERISE, CHAMBARD, CHARCOT, CHARVOT, CHASSAIGNAC, CHAUVEAU, CHAUVEL, CHÉREAU, CHERVIN, CHOUPPE, CHRÉTIEN, CHRISTIAN, CLERMONT, COLIN (L.), CORNIL, COTARD, COULIER, COURTY, COYNE, DALLY, DAVAINE, DECHAMBRE (A.), DELENS, DELIOUX DE SAVIGNAC, DELORE, DELPECH, DEMANGE, DENONVILLIERS, DEPAUL, DIDAY, DOLBEAU, DUBUISSON, DU CAZAL, DUCLAUX, DUGUET, DUJARDIN-BEAUMETZ, DUPLAY (S.), DUREAU, DUTROULEAU, DUWEZ, EGGER, ÉLOY, ÉLY, FALRET (J.), FARABEUF, FÉLIZET, FÉRIS, FERRAND, FLEURY (DE), FOLLIN, FONSSAGRIVES, FORGUE, FOURNIER (E.), FRANCK-FRANÇOIS, GALTIER-BOISSIÈRE, GARIEL, GAYET, GAYRAUD, GAVARRET, GERVAIS (P.), GILLETTE, GIRAUD-TEULON, GODLEY, GRANCHER, GRASSET, GREENHILL, GRISOLLE, GUBLER, GUÉNIOT, GUÉRARD, GUILLARD, GUILLAUME, GUILLEMIN, GUYON (F.), HAHN (L.), HAMELIN, HAYEM, HECHT, HECKEL, HENNEGUY, HÉNOCQUE, HERRMANN, HEYDENREICH, HOVELACQUE, HUMBERT, HUTINEL, ISAMBERT, JACCOUD, JUHEL-RÉNOY, KARTH, KELSCH, KIRMISSON, KRISHABER, LABBÉ (LÉON), LABBÉE, LABORDE, LABOULBÈNE, GARIEL, LADREIT DE LA CHARRIÈRE, LAGNEAU (G.), LAGRANGE, LANCEREAUX, LARCHER (O.), LAURE, LAVERAN, LAVERAN (A.), LAYET, LECLERC (L.), LECORCHÉ, LE DOUBLE, LEFÈVRE (ED.), LE FORT (LÉON), LEGOUEST, LEGOYT, LEGROS, LEGROUX, LEREBOULLET, LEROUX, LE ROY DE MÉRICOURT, LETOURNEAU, LEVEN, LÉVY (MICHEL), LIÉGEOIS, LIÉTARD, LINAS, LIOUVILLE, LITTRÉ, LONGUET, LUTZ, MAGITOT (E.), MAHÉ, MALAGUTTI, MARCHAND, MAREY, MARIE, MARTIN (A.), MARTINS, MASSE, MATHIEU, MERKLEN, MERRY-DELABOST, MICHEL (DE NANCY), MILLARD, MOLLIÈRE (DANIEL), MONOD (CH.), MONTANIER, MORACHE, MORAT, MOREL (B.-A.), MOSSÉ, MUZELIER, NICAISE, NUEL, OBÉDÉNARE, OLLIER, ONIMUS, ORFILA (L.), OUSTALET, PAJOT, PARCHAPPE, PARROT, PASTEUR, PAULET, PÉCHOLIER, PERRIN (MAURICE), PETER (M.), PETIT (A.), PETIT (L.-H.), PEYROT, PICQUÉ, PINARD, PINGAUD, PITRES, POLAILLON, PONCET (ANT.), POTAIN, POUCHET, POZZI, RAULIN, RAYMOND, RECLUS, RÉGIS, REGNARD, REGNAULD, RENAUD (J.), RENAUT, RENDU, RENOU, BETTEREZ, REY, REYNAL, RICHE, RICKLIN, RITTI, ROBIN (ALBERT), ROBIN (CH.), ROCHARD, DE ROCHAS, ROCHEFORT, ROGER (H.), ROHRER, ROLLET, ROTUREAU, ROUGET, ROYER (CLÉMENCE), SAINTE-CLAIRE DEVILLE (H.), SANNÉ, SANSON, SAUVAGE, SCHÜTZENBERGER (CH.), SCHÜTZENBERGER (P.), SÉDILLOT, SÉE (MARC), SERVIER, DE SEYNES, SINÉTY (DE), SIRY, SOUBEIRAN (L.), E. SPILLMANN, STÉPHANOS (CLON), STRAUSS (H.), TARTIVEL, TESTELIN, TESTUT, THIBIERGE, THOMAS (L.), TILLAUX (P.), TOURDES, TOURNEUX, TRÉLAT (U.), TRIPIER (LÉON), TROISIER, VALLIN, VELPEAU, VERNEUIL, VÉZIAN, VIAUD-GRAND-MARAIS, VIDAL (ÉM.), VIDAU, VILLEMIN, VINCENT, VOILLEMIER, VULPIAN, WARLOMONT, WERTHEIMER, WIDAL, WILLM, WORMS (J.), WURTZ, ZUBER.

Chaque volume contient 800 pages et est publié en deux fascicules.

Afin d'en accélérer la publication, le *Dictionnaire* est publié en cinq séries.

A CE JOUR (15 DÉCEMBRE 1887) IL A PARU

Ire SÉRIE. **(A-E).** — 35 volumes publiés jusqu'à l'article : **Estlander.**

IIe SÉRIE. **(L-P).** — 24 vol. 1/2 publiés jusqu'à l'article : **Pin.**

IIIe SÉRIE. **(Q-T).** — 17 volumes publiés jusqu'à l'article : **Tumeurs.**

IVe SÉRIE. **(F-K).** — 12 vol. 1/2 publiés jusqu'à l'article : **Hémorrhagie.**

Ve SÉRIE. **(U-Z).** — 2 volumes publiés jusqu'à l'article : **Vératrine.**

16577. — Paris, imprimerie A. Lahure, rue de Fleurus, 9.

www.ingramcontent.com/pod-product-compliance
Lightning Source LLC
Chambersburg PA
CBHW070823210326
41520CB00011B/2079